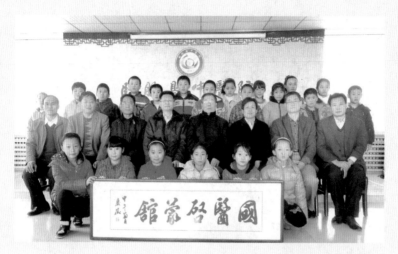

▲ 2014 年 12 月 13 日临朐县中医院国医启蒙馆第一期开班师生合影。国家级名老中医、山东省中医药大学尹常健教授担任名誉馆长，原临朐县委书记、潍坊市政协副主席王庆德题写馆名

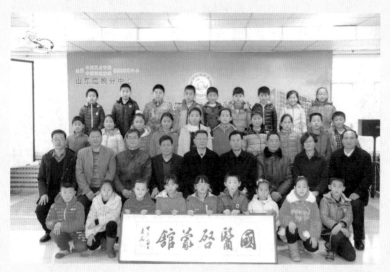

▲ 2016 年 1 月 17 日临朐县中医院国医启蒙馆第二期开班师生合影

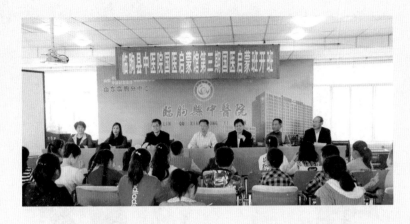

▲ 2017 年 4 月 15 日临朐县中医院国医启蒙馆第三期学生开学第一课

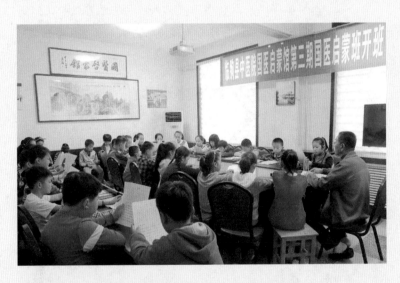

▲ 临朐县中医院国医启蒙馆课堂上学生认真听课

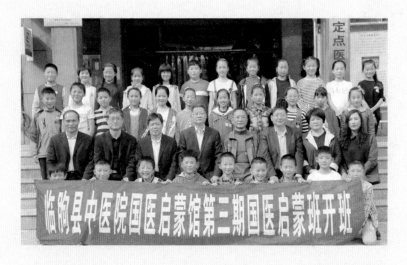

▲ 2017 年 4 月 15 日临朐县中医院国医启蒙馆第三期开班师生合影

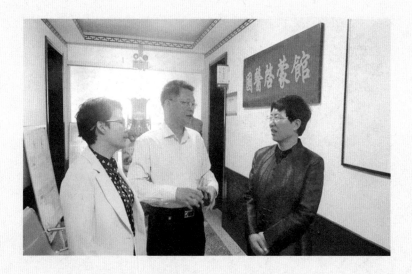

▲ 2015 年 4 月 27 日王随莲副省长来我院调研，现场查看国医启蒙馆

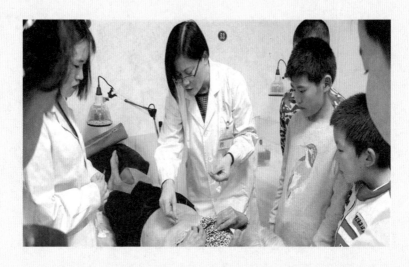

▲ 临朐县中医院国医启蒙馆学生到针灸康复科观摩针刺操作

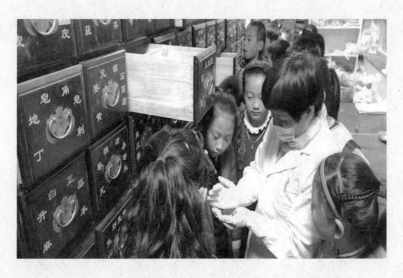

▲ 临朐县中医院国医启蒙馆学生到中药房辨识中药

国医启蒙系列

经典医古文诵读 注音版

总主编 谭波

主编 刘兴忠 公旭娟

中国医药科技出版社

内 容 提 要

本书分为讲授部分和课外阅读两部分，选择了部分医古文原文，旨在让读者从古文中感受中医，从源头处了解中医。为方便理解，在原文后面附加了词语解释、释义和课后练习。学好医古文有助于提高古医籍阅读理解水平，为学好中医打下坚实的基础。适合中医爱好者和初学者阅读参考。

图书在版编目（CIP）数据

经典医古文诵读：注音版 / 刘兴忠，公旭娟主编 . — 北京：中国医药科技出版社，2018.3

（国医启蒙系列）

ISBN 978-7-5067-9881-5

Ⅰ . ①经… Ⅱ . ①刘… ②公… Ⅲ . ①医古文 Ⅳ . ① R2-53

中国版本图书馆 CIP 数据核字（2018）第 009457 号

美术编辑 陈君杞

版式设计 也 在

出版 中国医药科技出版社
地址 北京市海淀区文慧园北路甲 22 号
邮编 100082
电话 发行：010—62227427 邮购：010—62236938
网址 www.cmstp.com
规格 880×1230mm $\frac{1}{32}$
印张 6 $\frac{3}{4}$
字数 87 千字
版次 2018 年 3 月第 1 版
印次 2018 年 3 月第 1 次印刷
印刷 北京盛通印刷股份有限公司
经销 全国各地新华书店
书号 ISBN 978-7-5067-9881-5
定价 **23.00 元**

丛书编委会

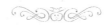

本书编委会

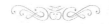

序

习近平总书记指出："中医药学凝聚着深邃的哲学智慧和中华民族几千年的健康养生理念及其实践经验，是中国古代科学的瑰宝，也是打开中华文明宝库的钥匙。"振兴中医、弘扬中华传统文化，成为我们中医人义不容辞的重任。

早在 1929 年，中医先贤在反对废除中医时，就喊出了"提倡中医以防文化侵略""提倡中药以防经济侵略"的先见之声，拥护中医就是保护我国的国粹。然而 90 年后，我们蓦然发现，西医在现代社会成为主流，并直接影响着人们的生活方式和思维模式，中医学仿佛成为了异类语言，人们无法听懂中医，必须用西医学加以解释，传统文化变成了"古董文化"。

我曾请教一位语言学家，世界上最难学的语言是何种语言，答曰：是汉语。那为什么我们 3 岁的小孩就能伶牙俐齿，老外在华 5 年却依然吐字不清呢？母语，我顿悟。原来我们几十年来，嘴里虽然说着汉语，但思想文化、思维方式、健康认知，早已被现代科学"母语化"了。不能抢占思想认知、思维方式的母语地位，弘扬传统文化、振兴中医就是一句空话。原来这些年我们一直"把自己当客人"。

我们3年前开设了国医启蒙馆，把四年级的学生组织起来，每周末半天（2个学时）学习中医文化，两年一期。开设了《内经》《药性赋》《经典医古文》《标幽赋》《中医基础知识》《中医史简介》等课程，以教授经典原文、死记硬背为主。我们惊讶地发现孩子们记忆力惊人，对古典文化和中医知识的认知没有难易之分，有时对古文的理解达到了我们学中医几十年都无法达到的境界，这可能有点进入"母语状态"了。

为了方便教学，我们对教材进行整理，编写了这套"国医启蒙系列"丛书，包括《内经选诵》（注音版）、《注解药性赋》（注音版）、《图解标幽赋》（注音版）、《经典医古文诵读》（注音版）、《中医史上的那些人和事儿》、《博大精深的中医之理》6册。同时我们把《医学三字经诵读　濒湖脉学诵读》（注音版）、《汤头歌诀诵读》（注音版）两册，列为学生课余选读教材。

中医渴望后继有人，国医启蒙馆的学生将来如果从事中医，将有一个良好的童子功，名医可出。即便他们将来不从医，从小用传统文化培根育苗，也将使他们裨益终生，如若能将中医文化思想的种子播撒社会，或将出治国上医！

谭　波

2017 年 6 月

编 写 说 明

为弘扬和普及中医文化，我院开设"国医启蒙馆"，为小学四、五年级学生讲授中医知识。这本《经典医古文诵读》是我们编写的试用教材之一。

该书选择了部分医古文原文，旨在让同学们从古文中感受中医，从源头处了解中医。该书分为讲授部分和课外阅读两部分。为方便理解，我们在原文后面附加了词语解释、释义和课后练习。

中医文化博大精深，其哲学思想与精髓广泛蕴藏其中，期望学生与读者能从中得到启发。

由于编者水平所限，本书编写难免有不足之处，望读者谅解，若能及时提出宝贵意见，我们将不胜感激。

编 者

2017 年 6 月

目录

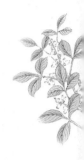

课外阅读部分

讲授部分

dà yī jīng chéng
大医精诚

táng · sūn sī miǎo
唐·孙思邈

原文

zhāng zhàn yuē ①：" fú jīng fāng zhī nán jīng ② yóu
张 湛 曰 ①："夫 经 方 之 难 精 ②，由

lái shàng yǐ ③。 jīn bìng yǒu nèi tóng ér wài yì ④ yì yǒu
来 尚 矣 ③。"今 病 有 内 同 而 外 异 ④，亦 有

nèi yì ér wài tóng gù wǔ zàng liù fǔ zhī yíng xū ⑤ xuè
内 异 而 外 同，故 五 脏 六 腑 之 盈 虚 ⑤，血

mài yíng wèi zhī tōng sè ⑥ gù fēi ěr mù zhī suǒ chá bì
脉 荣 卫 之 通 塞 ⑥，固 非 耳 目 之 所 察，必

xiān zhěn hòu yǐ shěn zhī ⑦ ér cùn kǒu guān chǐ yǒu fú chén
先 诊 候 以 审 之 ⑦。而 寸 口 关 尺，有 浮 沉

xián jǐn zhī luàn shù xué liú zhù ⑧ yǒu gāo xià qiǎn shēn zhī
弦 紧 之 乱；俞 穴 流 注 ⑧，有 高 下 浅 深 之

chā jī fū jīn gǔ yǒu hòu báo gāng róu zhī yì wéi yòng
差；肌 肤 筋 骨，有 厚 薄 刚 柔 之 异。唯 用

心精微者，始可与言于兹矣。今以至精至微之事⑨，求之于至粗至浅之思，其不殆哉⑩？若盈而益之，虚而损之，通而彻之⑪，塞而壅之⑫，寒而冷之，热而温之，是重加其疾。而望其生，吾见其死矣。故医方卜筮⑬，艺能之难精者也⑭，既非神授，何以得其幽微？世有愚者，读方三年，便谓天下无病可治；及治病三年，乃知天下无方可用。故学者必须博极医源，精勤不倦，不得道听途说⑮，而言医道已了，深自误哉⑯！

词语解释

① 张湛（zhàn）：东晋学者。

② 经方：泛指医道。

③ 尚：久远。

④ 今：语首助词。

⑤ 盈：实。

⑥ 荣：通"营"。指营气。

⑦ 诊候：诊察脉候。

⑧ 流注：经络气血运行灌注。

⑨ 今：如果。以至精至微之事：拿着极其精微的事情。

⑩ 殆（dài）：危险。

⑪ 彻：疏导。

⑫ 壅（yōng）：阻塞。

⑬ 卜筮（shì）：古时用龟甲占吉凶曰卜，用蓍草算吉凶曰筮。

⑭ 艺能：技能。

⑮ 道听途说：在道路上传播的流言，指没有根据的话。

⑯ 深自误哉：这样就深深地害了自己。

（释）（义）

张湛说："医道难以精通，由来已经很久了。"疾病有内在病因相同而外在症状不同的，也有内在病因不同而外在症状相同的，因此五脏六腑的虚或实，血脉营卫之气的畅通或阻塞，不是不能单凭人的耳朵眼睛所能辨察的，必须先诊察脉候判定它。但寸关尺三部脉象有浮、沉、弦、紧的不同；腧穴气血的流通输注，有高低浅深的差别；肌肤有厚薄之分，筋骨有强壮柔弱的不同。只有用心精细的人，才可以同他谈论这些道理。如果这最精微的医学道理，用最粗浅的思想去探求，怎能不危险呢？如果是实证却去补益，虚证却去损耗；泄泻证却用通利之法，闭塞证却用阻塞之法；寒证却用寒凉药，热证却用温热药，这样反而是加重了他的病情，本意是希望他能活，但结果却致其将死。所以医学与占卜，是难以精通的技艺，既然不是神仙传授，凭什么能掌握那些深奥微妙的道理呢？社会上有些愚蠢的人，读了三年医书，便认为天下没有什么值得他治疗的疾病了；等到治了三年病，才知道天下没有足够的医方可以用。所以学医的人，一定要广泛深入地探究医学本源，专心勤奋，毫不懈怠，不能道听途说，一知半解，就说医学已经全部掌握，这样就深深地害了自己啊！

原文

凡大医治病，必当安神定志，无欲无求，先发大慈恻隐之心①，誓愿普救含灵之苦②。若有疾厄来求救者③，不得问其贵贱贫富④，长幼妍媸⑤，怨亲善友⑥，华夷愚智⑦，普同一等，皆如至亲之想。亦不得瞻前顾后，自虑吉凶，护惜身命。见彼苦恼，若己有之，深心凄怆⑧。勿避险巇⑨、昼夜、寒暑、饥渴、疲劳，一心赴救，无作功夫形迹之心⑩。如此可为苍生大医，反此则是含灵巨贼⑪。自古名贤治病，多用生命以济危急，虽曰贱畜贵人，至于爱命，人畜一也。损彼益己，物情同患[12]，况于人乎！夫杀生求生，去生更远，吾今此方所以不用生命为药者，良由此也。其虻虫、水蛭之属，市有先死者，则市而用之[13]，不在此例。只如鸡卵一物，以其混沌未分[14]，必有大段要急之处[15]，不得已隐忍而用之。能不用者，斯为大哲[16]，亦所不及也。其有患疮痍下痢，臭秽不可瞻视，人所恶见者，但发惭愧凄怜忧恤之意，不得起一念蒂芥之心[17]，是吾之志也。

词语解释

① 恻隐：怜悯，同情。

② 含灵：指人民。

③ 疾厄（è）：疾苦。

④ 贵贱：位尊曰贵，位卑曰贱。

⑤ 妍（yán）媸（chī）：美丑。

⑥ 怨亲善友：关系亲疏。善：交往一般者。友：关系密切者。

⑦ 华夷：华：汉族。夷：对异族的统称。后亦指中国和外国。

⑧ 深心：内心。凄（qī）怆（chuàng）：悲痛。

⑨ 险巇（xī）：艰难崎岖。

⑩ 作：产生。功夫：耽搁时间。形迹：婉言推脱。

⑪ 贼：害人的人。

⑫ 物情同患：生物之情共同憎恶。

⑬ 市：购买。

⑭ 混沌（hùn dùn）：天地未分时的状态。此指鸡雏成形前的状态。

⑮ 大叚：十分重要。

⑯ 大哲：才能见识超越寻常的人。

⑰ 蒂（dì）芥：细小的怨恨或不快。

释义

大凡德才兼备的医生治疗疾病，一定要安定神志，没有私欲和贪求，首先产生慈爱怜悯之心，立誓志愿救助人民的疾苦。如果有因疾苦来求救治的人，不管他的地位高低，家境贫富，年龄大小，容貌美丑，关系亲疏，汉族异族，愚者智者，都同样看待，都像最亲近的人一样地看待，也不能瞻前顾后，考虑个人的得失，爱惜自己的身家性命。看到病人的痛苦烦恼，就像病在自己的身上一样，内心悲痛。不回避艰险崎岖、白天黑夜、严寒酷暑、饥渴疲劳，全心全意地去救护病人，不能产生延误时间、婉言推托的想法。像这样便可以成为百姓的好医家，与此相反的便是人民的大害。自古名医治病，多数都用活物来救治危急的病人，虽然说人们认为牲畜是低贱的，而认为人是高贵的，但爱惜自己的生命，人类和牲畜都是一样的。损害对方补益自己，是生物之情共同憎恶的，何况是人呢！用杀害牲畜来求得生存，那么背离生存之道就更远了。我现在这部《千金要方》不用活物作为药物，确实是由于这些原因。如果是虻虫、水蛭这一类药，街市上有已经死了的，就买来用它，不在此例。只是像鸡蛋这样的东西，因为它混沌尚未成形，一定在重大危急关头，不得已才忍痛使用它。能不使用活物的

人，这才是才能识见超越寻常的人，也是我比不上的
地方。如果有人患疮疡、泄痢，污臭不堪入目，人们
厌恶看到，只能萌发羞愧、悲伤、同情、怜悯的心情，
不能产生一点不快的念头，这就是我的志向。

原文

fú dà yī zhī tǐ
夫大医之体①，

yù dé chéng shén nèi shì
欲得澄神内视②，

wàng zhī yǎn rán
望之俨然③，

kuān yù wāng wāng
宽裕汪汪④，

bù jiǎo bú mèi
不皎不昧⑤。

xǐng bìng zhěn jí
省病诊疾⑥，

zhì yì shēn xīn
至意深心⑦；

xiáng chá xíng hòu
详察形候，

xiān háo wù shī
纤毫勿失⑧；

chǔ pàn zhēn yào
处判针药，

wú dé cēn cī
无得参差⑨。

suī yuē bìng yí sù jiù
虽曰病宜速救，

yào xū lín shì bú huò
要须临事不惑。

wéi dāng shěn dì tán sī
唯当审谛覃思⑩，

bù dé yú xìng mìng zhī shàng
不得于性命之上，

shuài ěr zì chěng jùn kuài
率尔自逞俊快⑪，

yāo shè míng yù
邀射名誉⑫，

shèn bù rén yǐ
甚不仁矣！

yòu dào bìng jiā
又到病家，

zòng qǐ luó mǎn mù
纵绮罗满目⑬，

wù zuǒ yòu gù miǎn
勿左右顾眄⑭；

sī zhú còu ěr
丝竹凑耳⑮，

wú dé sì yǒu suǒ yú
无得似有所娱；

zhēn xiū dié jiàn
珍羞迭荐⑯，

shí
食

rú wú wèi　　　líng lù jiān chén ⑰　　　kàn yǒu ruò wú　　suǒ yǐ

如无味；醽醁兼陈 ⑰，看有若无。所以

ěr zhě　　fú yī rén xiàng yú ⑱　　mǎn táng bú lè　　ér kuàng

尔者，夫一人向隅 ⑱，满堂不乐，而 况

bìng rén kǔ chǔ　　bù lí sī xū　　ér yī zhě ān rán huān

病人苦楚，不离斯须。而医者安然欢

yú　　ào rán zì dé　　zī nǎi rén shén zhī suǒ gòng chǐ　　zhì

娱，傲然自得，兹乃人神之所共耻，至

rén zhī suǒ bù wéi ⑲　　sī gài yī zhī běn yì yě

人之所不为 ⑲。斯盖医之本意也。

⬭词⬭语⬭解⬭释

① 体：体态，风度。

② 澄神：澄清神志。内视：目不旁视。

③ 俨（yǎn）然：庄重貌。

④ 宽裕（yù）：气度宽宏。汪汪：心胸宽广。

⑤ 不皎（jiǎo）不昧（mèi）：不傲慢不暧昧，不亢不卑。

⑥ 省（xǐng）：检查。

⑦ 至意深心：诚恳专心。

⑧ 纤（xiān）毫：极细微的事物。

⑨ 参差（cēn cī）：不齐，不一致。引申为差错。

⑩ 审谛（dì）：详细观察。覃（tán）思：深入思考。

⑪ 率尔：轻率貌。俊快：才华出众，行动快捷。

⑫ 邀射：贪图。名誉：名望声誉。

⑬ 绮（qǐ）罗：绫罗绸缎。

⑭ 顾：回视。眄（miǎn）：斜视。

⑮ 丝竹：指音乐。

⑯ 珍羞：贵重珍奇的食品。迭（dié）：交替。荐：进献。

⑰ 醽醁（líng lù）：美酒名。

⑱ 向隅（yú）："向隅而泣"的略语。对着墙角哭泣。

⑲ 至人：指思想道德达到极高境界的人。

㉑㉒

德才兼备的医生的风度，要能澄清神志，目不旁视，看上去庄严，气度宽宏，不卑不亢。诊治疾病，诚恳专心；详细诊察形体证候，丝毫不误；处理判定用针刺用药物治疗，不能有差错。虽然说疾病应当尽快治疗，但是遇到事必须不迷惑。只应全面审查，深入思考，不能在人的生命之上，轻率地炫耀自己医术出众，行动快捷，追求名誉，这是很不人道的。还有到了病人家里，纵使满眼都是绫罗绸缎，也不要左顾右盼；音乐回响在耳边，也不能有高兴的样子；珍稀的食物轮流端上来，吃着如同没有味道一样；各种美酒同时摆上，看见如同未见一样。这样做的原因，是因为一人有病痛，满屋的人都会为之不乐，更何况病人的痛苦，片刻不离。如果医生心安理得地高兴娱乐，傲慢地自鸣得意，这是人和神都认为可耻的行为，是思想道德高尚的人不应做的事。这大概是医生的基本品德吧。

原文

夫为医之法，不得多语调笑，谈谑喧哗①，道说是非，议论人物，炫耀声名，訾毁诸医②，自矜己德③。偶然治瘥一病，则昂头戴面④，而有自许之貌⑤，谓天下无双，此医人之膏肓也⑥。

老君曰："人行阳德，人自报之；人行阴德，鬼神报之。人行阳恶，人自报之；人行阴恶，鬼神害之。"寻此二途，阴阳报施，岂诬也哉？所以医人不得恃己所长，专心经略财物⑦，但作救苦之心，于冥运道中⑧，自感多福者耳。又不得以彼富贵，处以珍贵之药，令彼难求，自炫功能，谅非忠恕之道⑨。志存救济⑩，故亦曲碎论之⑪，学者不可耻言之鄙俚也⑫。

词语解释

① 谈谑（xuè）：谈笑。喧哗（xuān huá）：大声吵闹。

② 訾（zǐ）：诋毁。

③ 矜（jīn）：夸耀。

④ 戴面：仰面。

⑤ 许：称许。

⑥ 膏肓（huāng）：原指不治之证。此指难以去除的恶习。

⑦ 经略：谋取。

⑧ 冥（míng）运道：指死亡的行道中。

⑨ 谅：确实。忠恕之道："忠"谓积极为人，"恕"谓推己及人的儒家思想。

⑩ 救济：救世济民。

⑪ 曲碎：琐细。

⑫ 鄙俚（lǐ）：粗俗。

释义

做医生的原则，不能多言取乐、谈笑，不能大声喧哗，说长道短，议论他人，炫耀自己的名声，诋毁众医，夸耀自己的品德。偶然治愈一个病人，就昂头仰面，而有自我赞许的样子，认为自己是天下无双，这是医生难以去除的恶劣习气。

老子说："一个人公开地有德于人，人们自然会报答他；一个人暗中有德于人，鬼神会报答他。一个人公开地作恶于人，人们自然会报复他；一个人暗中作恶于人，鬼神会来害他。"探求这两个方面的行为，阳施有阳报，阴施有阴报，难道是骗人的吗？所以医生不能依仗自己的专长，一心谋取财物，只能产生拯救苦难的念头，到阴间里自会感到是多福的人了。又不能因为病人是富贵人家，就处以珍贵的药物，使他难以求得，以此来炫耀自己的技能，这确实不符合儒家的忠恕之道。我怀着救世济民的志向，所以琐碎地谈论了这些。学医的人不要因为我说得粗俗而感到羞耻。

课外练习

1. 词语解释

（由来）尚、彻（之）、壅（之）、疾厄、妍媸、怨亲善友、险巇、功夫、形迹、省（病）、（左右）顾眄、迭荐、膏肓、忠恕之道、曲碎、鄙俚。

2. 背诵第三、四段。

3. 文中所述医德修养必须注重"精""诚"二字，

各指的是什么？

4. 译句

① 今以至精至微之事，求之于至粗至浅之思，其不殆哉？

② 省病诊疾，至意深心；详察形候，纤毫勿失；处判针药，无得参差。虽曰病宜速救，要须临事不惑。

《伤寒论》序

东汉·张仲景

（原文）

余每览越人入虢之诊①、望齐侯之色，未尝不慨然叹其才秀也②。怪当今居世之士，曾不留神医药③，精究方术，上以疗君亲之疾，下以救贫贱之厄，中以保身长全，以养其生。但竞逐荣势，企踵权豪④，孜孜汲汲⑤，惟名利是务，崇饰其末⑥，忽弃其本，华其外而悴其内⑦。皮之不存，毛将安附焉？卒然遭邪风之气，婴非常之疾⑧，患及祸至，而方震栗。降志屈节，钦望巫祝⑨，告穷归天，束手受败。赍百年之寿命⑩，持至贵之重器⑪，委付凡医，恣其所措⑫。咄嗟呜呼！厥身已毙，神明消灭，变为异物⑬，幽潜重泉，徒为啼泣。痛夫！举世昏迷，莫能觉悟，不惜其命，若是轻生，彼何荣势之云哉？而进不能爱人知人⑭，退不能爱身知己，遇灾值祸，身居厄地⑮，蒙蒙昧昧，蠢若游魂。哀乎！趋世之士⑯，驰竞浮华⑰，不固根本，忘

qū xùn wù ⑱，wēi ruò bīng gǔ ⑲，zhì yú shì yě

躯徇物 ⑱，危若冰谷 ⑲，至于是也！

词语解释

① 越人入虢之诊：指扁鹊为虢太子治病的事。

② 慨然：感慨。才秀：才能出众。

③ 曾（zēng）：竟然。

④ 踵（zhǒng）：踮起脚跟。意为仰慕。

⑤ 孜（zī）孜汲汲（jí）：急急忙忙迫不及待的样子。

⑥ 崇饰：修饰。末：枝节。

⑦ 华其外而悴（cuì）其内：使自己的外表有光彩，而自己的身体憔悴。

⑧ 婴：遭受。

⑨ 钦望：希望。巫祝：从事占卜祭祀的人念咒逐病邪。

⑩ 赍（jī）：持。

⑪ 重器：珍贵之宝器。此比喻人的身体。

⑫ 恣：任凭。

⑬ 异物：指死亡的人。

⑭ 进：此指进身为官。知：照管。

⑮ 厄：危险。

⑯ 趋：为追求权势而奔波。

⑰ 驰竞：极力追逐。

⑱ 徇（xùn）物：追求身外之物。

⑲ 冰谷：薄冰和深谷。比喻险境。

㊙义

　　我每次阅读扁鹊到虢国为虢太子诊病和望齐桓侯的面色诊病的事，没有一次不感慨赞叹他的才能出众。就奇怪当今世上的读书人，竟然不重视医药，精心研究医术，对上用它来治疗君王和双亲的疾病，对下用它来拯救贫民百姓的灾难和困苦，对自己用它来保持身体长久健康，以保养自己的生命。只是争着去追求荣华权势，仰慕权贵豪门，急急忙忙地一味追求名利。重视那些身外之物，轻弃身体这个根本，使自己的外表华美，而自己的身体憔悴。皮肤不存在了，毛将附着在哪里呢？突然遭邪气侵袭，被不平常的疾病缠绕，灾祸临头，方才震惊战栗。于是降低身份，卑躬屈膝，恭敬地盼望巫祝祛除疾病，等到巫祝办法用尽，只得归于天命，束手待毙。拿百年的寿命，拿最宝贵的身体，委托交付给平庸的医生，任凭他们摆布。唉！他们的身体已死亡，精神已消灭，变成鬼物，深埋在九泉之下，别人白白地为他们哭泣。痛心啊！整个世上的读书人都昏迷糊涂，没有人能清醒明白，不爱惜自己的生命，这样轻生，还谈什么荣华权势呢？做了官不能爱护别人，顾及别人的疾苦；不做官又不能爱护自己，顾及自己的身体，遇到灾祸，身处困境，却糊涂愚昧，蠢得如同没有头脑的无用之人。可悲呀！在社会上奔波的读书人，争相追逐表面的荣华，不保重身体，忘却自己的身体而营求身外之物，危险得如履薄冰，如临深渊，竟然达到这样的地步！

原文

余宗族素多①，向余二百②。建安纪年以来③，犹未十稔④，其死亡者，三分有二，伤寒十居其七⑤。感往昔之沦丧⑥，伤横夭之莫救⑦，乃勤求古

训，博采众方，撰用《素问》《九卷》
《八十一难》《阴阳大论》《胎胪药录》⑧，
并平脉辨证⑨，为《伤寒杂病论》，合
十六卷。虽未能尽愈诸病，庶可以见病
知源⑩。若能寻余所集⑪，思过半矣⑫。

词语解释

① 素：本来。

② 向：从前。

③ 建安：汉献帝刘协的年号（公元 196～219 年）。

④ 稔（rěn）：年。

⑤ 其：其中。

⑥ 沦丧：没落死亡。

⑦ 横夭：意外地早死。

⑧ 撰：通"选"，选择。用：应用。

⑨ 平脉：辨脉、诊脉。

⑩ 庶（shù）：或许。可：可以。以：用。

⑪ 寻：探究。

⑫ 思过半：领悟了大半。

释义

我家族里的人口本来很多，从前有二百多人。自从建安元年以来，不到十年，宗族中死亡的人，达三分之二，其中死于伤寒病的人占十分之七。我为以往宗族的没落沦丧而哀叹，为意外早死的人得不到救治而悲伤，于是勤奋探求古代医家的著作，广泛地搜集各家方药，选择引用《素问》《九卷》《八十一难》《阴阳大论》《胎胪药录》，结合自己诊脉辨证的体会，写成《伤寒杂病论》，共十六卷。虽然不能全部治愈各种疾病，或许能根据它看到病证就得知病源。如果能潜心研究我撰写的这部著作，在行医方面会受益很多。

原文

夫天布五行①，以运万类；人禀五常②，以有五脏③。经络府俞④，阴阳会通；玄冥幽微⑤，变化难极⑥。自非才高识妙，岂能探其理致哉⑦？上古有神农、黄帝、岐伯、伯高、雷公、少俞、少师、仲文，中世有长桑、扁鹊，汉有公乘阳庆及仓公。下此以往，未之闻也。观今之医，不念思求经旨，以演其所知⑧，各承家技，终始顺旧。省疾问病，务在口给⑨；相对斯须⑩，便处汤药。按寸不及尺，握手不及足；人迎趺阳⑪，三部不参⑫；动数发息，不满五十⑬。短期未知决诊⑭，九候曾无髣髴⑮；明堂阙庭⑯，尽不见察。所谓窥管而已⑰。夫欲视死别生⑱，实为难矣！

孔子云：生而知之者上，学则亚

<ruby>之<rt></rt></ruby>。<ruby>多<rt>duō</rt></ruby><ruby>闻<rt>wén</rt></ruby><ruby>博<rt>bó</rt></ruby><ruby>识<rt>zhì</rt></ruby>⑲，<ruby>知<rt>zhì</rt></ruby><ruby>之<rt>zhī</rt></ruby><ruby>次<rt>cì</rt></ruby><ruby>也<rt>yě</rt></ruby>⑳。<ruby>余<rt>yú</rt></ruby><ruby>宿<rt>sù</rt></ruby><ruby>尚<rt>shàng</rt></ruby>

<ruby>方<rt>fāng</rt></ruby><ruby>术<rt>shù</rt></ruby>，<ruby>请<rt>qǐng</rt></ruby><ruby>事<rt>shì</rt></ruby><ruby>斯<rt>sī</rt></ruby><ruby>语<rt>yǔ</rt></ruby>㉑。

词语解释

① 天：自然界。布，布散。

② 禀（bǐng）：承受。五常：五行之常气。

③ 以有五脏：因此才有五脏的正常生理。

④ 府俞：气府腧穴。

⑤ 玄冥（míng）幽微：指人体生理和病理变化的玄妙隐晦、幽深细微。

⑥ 极：穷尽。

⑦ 理致：义理情致。

⑧ 演：推衍。

⑨ 务：追求，致力于。口给（jǐ）：口头能言善辩，应付病人。

⑩ 斯须：一会儿。

⑪ 人迎：在结喉两侧的颈动脉。跌阳：指足背前胫动脉。

⑫ 三部：指寸口、人迎和跌阳三部脉象。参：

参验。

⑬ 动数发息，不满五十：指医生诊脉时依据自己的均匀呼吸以测定病人脉搏跳动次数，不满五十动。

⑭ 短期：病危将死之期。

⑮ 九候：指头部两额、两颊和耳前，中部寸口、合谷和神门，下部内踝后、大趾内侧和大趾与次趾之间等九处的动脉。髣髴（fǎng fú）：作仿佛。指模糊的印象。

⑯ 明堂：指鼻子。阙：两眉之间。庭：前额。

⑰ 窥管：即"以管窥天"。比喻诊察片面。

⑱ 视：辨别。

⑲ 识（zhì）：记。

⑳ 知：同"智"。

㉑ 请事：请允许我奉行。斯语：这些话，指"学而知之"和"多闻博识"。

（释）（义）

自然界分布着五行之气，以运转化生万物；人体禀承五行之常气，才有了五脏的生理功能。经络、气府和腧穴，阴阳交会贯通；其道理玄妙、隐晦、幽深、细微，千变万化难以穷尽。如果不是才学高超，见识精妙的人，怎么能探求出其中的道理和要旨呢？上古时代有神农、黄帝、岐伯、伯高、雷公、少俞、少师、仲文，中古时代有长桑、扁鹊，汉代有公乘阳庆和仓公。从此之后，没有听说有这样的名医了。看看当今的医生，他们不想探究经典著作的含义，用来推衍自己所掌握的医学知识，只是各自秉承家传的技艺，自始至终沿用旧的方法。诊察询问病情，追求口才敏捷；与病人相对片刻，便处方用药。诊脉时按寸口而不察及尺脉，只按手部脉，不按足部脉；人迎、跌阳及寸口，三部脉象不互相参考；诊察脉象时，按照自己的呼吸诊察病人脉搏跳动的次数不到五十下就结束。病危将死之期不能确诊，九个部位的脉象竟然没有模糊的印象；鼻子、眉间和前额等处，都未被察看。这就是所说的"以管窥天"罢了。想要辨别可治之证与不治之证，实在难啊！

孔子说："生而知之"的人是上等人，他们生来就懂得事理。"学而知之"的人是二等人，他们通过学习而懂得事理。"多闻博识"的人又次一等，他们多方求教，广泛地记取事理。我一向崇尚医术，请允许我奉行"学而知之""多闻博识"这样的话吧。

课外练习

1.词语解释

才秀、婴（非常之疾）、（危若）冰谷、（宗族）素（多）、（十）稔、沦丧、思过半、（以）演（其所知）、务（在）口给。

2.背诵第一段。

3.理解"崇饰其末，忽弃其本，华其外而悴其内。皮之不存，毛将安附焉？"中"末""外""毛"指什么？"本""内""皮"指什么？

扁鹊传

西汉·司马迁

原文

扁鹊者①，勃海郡郑人也，姓秦氏，名越人。少时为人舍长②。舍客长桑君过，扁鹊独奇之③，常谨遇之④。长桑君亦知扁鹊非常人也。出入十余年，乃呼扁鹊私坐，间与语曰⑤："我有禁方⑥，年老，欲传与公，公毋泄⑦。"扁鹊曰："敬诺。"乃出其怀中药与扁鹊:"饮是以上池之水三十日⑧,当知物矣⑨。"乃悉取其禁方书尽与扁鹊⑩。忽然不见,殆非人也。扁鹊以其言饮药三十日,视见垣一方人⑪。以此视病,尽见五脏癥结⑫,特以诊脉为名耳⑬。为医或在齐,或在赵。在赵者名扁鹊。

词语解释

① 扁鹊:东周时名医秦越人。

② 舍长:旅舍的主管人。

③ 独:单独之意。奇之:认为他奇特不凡。

④ 谨遇:恭敬地接待。

⑤ 间(jiàn):秘密地。

⑥ 禁方:秘方。

⑦ 毋(wú):不要。

⑧ 上池之水：未沾到地面的水。

⑨ 知物：看出怪异。

⑩ 乃：于是。悉：全部。

⑪ 垣：墙。

⑫ 癥结：此指体内的疾病。

⑬ 特：只是。

释义

　　扁鹊，是渤海郡郑地人，姓秦，名叫越人。年轻时做别人客馆的主管人。客馆的客人长桑君来到，唯独扁鹊认为他奇特不凡，常常恭敬地接待他。长桑君也知道扁鹊不是一个寻常的人。来往十多年后，长桑君才叫扁鹊避开众人而坐，悄悄地跟他说："我有秘方，年纪老了，想传授给您，您不要泄漏。"扁鹊恭敬地说："遵命。"长桑君于是就拿出他怀中的药物给扁鹊，说："用未沾到地面的水服用这药三十天，就能洞察各种事物了。"于是就拿出他全部的秘方书，都给了扁鹊。长桑君忽然不见了，他大概不是普通的人吧！扁鹊按照他的话服了三十天药后，就能看见墙另一边的人。凭借这种功能看病，可以完全看见五脏疾病的聚结处，只是以诊脉作为名义罢了。行医有时在齐国，有时在赵国，在赵国的时候被人们尊称为扁鹊。

原文

当晋昭公时 ①，诸大夫强而公族弱 ②，赵简子为大夫 ③，专国事。简子疾，五日不知人。大夫皆惧，于是召扁鹊。扁鹊入，视病，出，董安于问扁鹊 ④，扁鹊曰："血脉治也 ⑤，而何怪 ⑥！昔秦穆公尝如此 ⑦，七日而寤。今主君之病与之同 ⑧，不出三日必间 ⑨。"居二日半 ⑩，简子寤。

词语解释

① 晋昭公：春秋时晋国国君。

② 公族：国君的宗族。

③ 赵简子：即赵鞅。

④ 董安于：赵简子的家臣。

⑤ 治：正常。

⑥ 而：你。代词。

⑦ 秦穆公：春秋时秦国的国君。

⑧ 主君：对赵简子的敬称。

⑨ 间（jiàn）：病愈。

⑩ 居：度过。

释义

在晋昭公的时候，各大夫的势力强大而晋君家族的势力弱小。赵简子做大夫，独揽国家政事。赵简子生了病，五天不省人事。大臣们都很担忧，于是叫去了扁鹊。扁鹊进入内室，诊察疾病，出来，董安于询问病情，扁鹊说："血脉正常，你惊怪什么！从前秦穆公曾经如此，七天后就苏醒了。如今主君的病和他的病相同，不出三天一定痊愈。"过了两天半，赵简子就苏醒了。

原文

其后扁鹊过虢①。虢太子死，扁鹊至虢宫门下，问中庶子喜方者曰②："太子何病，国中治穰过于众事③？"中庶子曰："太子病血气不时④，交错而不得泄，暴发于外，则为中害⑤。精神不能止邪气，邪气畜积而不得泄，是以阳缓而阴急⑥，故暴厥而死⑦。"扁鹊曰："其死何如时？"曰："鸡鸣至今⑧。"曰："收乎⑨？"曰："未也，其死未能半日也⑩。""言臣齐勃海秦越人也，家在于郑，未尝得望精光⑪，侍谒于前

^{yě} ^{wén tài zǐ bú xìng ér sǐ} ^{chén néng shēng zhī}
也。闻太子不幸而死，臣能生之。"

词语解释

① 虢（guó）：古国名，在今河南省陕县一带。

② 中庶（shù）子喜方者：喜欢医学的中庶子。
中庶子：官名，主管诸侯卿大夫的庶子的教育。

③ 治禳（ráng）：举行除祸祛邪的祭祀。

④ 不时：不能正常运行。

⑤ 中害：内脏受害。

⑥ 阳缓而阴急：阳气衰微，阴邪炽盛。

⑦ 暴厥：突然昏倒，不省人事。

⑧ 鸡鸣：夜间 1~3 时。

⑨ 收：收殓。

⑩ 未能：不到。

⑪ 精光：神采光泽。

释义

其后扁鹊来到虢国。适逢虢太子死了，扁鹊来到虢国宫门下，问喜好方术的中庶子道："太子患了什么病？京城里举行除祸祛邪的祭祀之事要比其他的事都隆重呢？"中庶子说："太子患了气血不能正常运行的病。气血交会错乱而不能疏泄，突然发作于体外，原来内脏已经受害。体内的正气不能遏止邪气，邪气聚集起来而又不能宣散，因此使得阳气虚衰，阴邪旺盛，所以突然昏厥而死去了。"扁鹊问："他死了多长时间了？"中庶子说："从鸡鸣时分到现在。"扁鹊问："入殓了吗？"中庶子说："没有，他死去还不到半天呢。"扁鹊说："请转告虢君，说我是齐国渤海郡的秦越人，家住在郑国。不曾见到虢君的风采，未曾到近前拜见侍奉过。听说太子不幸死了，我能使他复活。"

原文

中庶子曰："先生得无诞之乎①？何以言太子可生也！臣闻上古之时，医有俞跗，治病不以汤液醴酾②、镵石挢引③、案扤毒熨④，一拨见病之应⑤，因五脏之输⑥，乃割皮解肌，诀脉结筋⑦，搦髓脑⑧，揲荒爪幕⑨，湔浣肠胃⑩，漱涤五脏，练精易形⑪。先生之方能若是，则太子可生也；不能若是，而欲生之，曾不可以告咳婴之儿⑫。"

终日⑬，扁鹊仰天叹日："夫子之为方也，若以管窥天，以郄视文⑭。越人之为方也，不待切脉、望色、听声、写形⑮，言病之所在。闻病之阳，论得其阴⑯；闻病之阴，论得其阳。病应见于大表⑰，不出千里，决者至众，不可曲止也⑱。子以吾言为不诚，试入诊太子，当闻其耳鸣而鼻张，循其两股以至于阴⑲，当尚温也。"中庶子闻扁鹊言，目^{mù}眩^{xuàn}然^{rán}而^{ér}不^{bú}瞚^{shùn}，舌^{shé}挢^{jiǎo}然^{rán}而^{ér}不^{bú}下^{xià} [20]，乃^{nǎi}以^{yǐ}

扁^{biǎn}鹊^{què}言^{yán}入^{rù}报^{bào}虢^{guó}君^{jūn}。

词语解释

① 诞（dàn）：欺骗。

② 醴酾（lǐ shī）：药酒。

③ 镵（chán）石：治病用的石针、砭石。挢（jiǎo）引：导引。

④ 案扤（wù）：按摩。毒熨（wèi）：用药物加热熨贴。

⑤ 拔：诊察。

⑥ 因：依循。输：同"腧"。

⑦ 诀脉：疏导经脉。结筋：连结筋脉。

⑧ 搦（nuò）：按压。

⑨ 揲（shé）荒：触动膏肓。爪幕：疏理膈膜。爪，抓，搔。幕，通"膜"。

⑩ 湔浣（jiān huàn）：洗涤。

⑪ 练精易形：修炼精气，矫正形体。

⑫ 咳（hái）婴：刚会笑的婴儿。

⑬ 终日：很久。

⑭ 以郄（xì）视文：从缝隙中看图纹。

⑮ 写形：从外形审察病人。

⑯ 闻病之阳，论得其阴：诊察到疾病的外在症状，就能推论内在的病机。

⑰ 见：同"现"。大表：整个体表。

⑱ 不可曲止：不会诊断错误。

⑲ 阴：指阴部。

⑳ 目眩然而不瞚（shùn），舌挢（jiǎo）然而不下：眼目昏花，不知眨动，舌头翘起，不知放下。形容目瞪口呆的样子。瞚：同"瞬"，眨眼。

释义

中庶子说："先生该不会是欺骗我吧？凭什么说太子可以复活！我听说上古的时候，有位叫俞跗的医生，治病时不用汤剂酒剂、石针导引、按摩药敷，一诊察就能发现病证的所在。然后依循着五脏的腧穴，割开皮肉，疏通脉络，连结筋脉，按压髓脑，割治膏肓，疏理膈膜，冲洗肠胃，清洗五脏，修炼精气，矫正形体。先生的医术能像这样，那么太子就能复活；不能像这样，却想使太子复活，简直不能把您的话告诉给刚会笑的婴儿！"过了很久，扁鹊仰天叹道："先生运用医术，犹如用竹管子看天空，从缝隙里看图纹；我的医术，不须切脉、望色、听声和审察病人的体征，就能讲出病症的所在。观察疾病的外在症状，就能推知其内在病机；只要听到了疾病的内在病机，就能推知其外在症状。疾病症状应当显现在整个体表，只要病人不出千里之外，确诊的依据很多，是不可能诊断错误的。您要是认为我的话不可信，不妨入内室诊视一下太子，一定会听见他耳中在响，看到他的鼻翼煽动。顺着他的两条大腿往上摸，直到阴部，一定还是温热的。"中庶子听了扁鹊的话，吃惊得目瞪口呆，这才把扁鹊的话带进宫中报告了虢君。

虢君闻之大惊，出见扁鹊于中
guó jūn wén zhī dà jīng   chū jiàn biǎn què yú zhōng

阙①，曰："窃闻高义之日久矣，然未
què   yuē   qiè wén gāo yì zhī rì jiǔ yǐ   rán wèi

尝得拜谒于前也。先生过小国，幸而举之②，偏国寡臣幸甚。有先生则活，无先生则弃捐填沟壑③，长终而不得反。"言未卒，因嘘唏服臆④，魂精泄横，流涕长潸⑤，忽忽承睫⑥，悲不能自止，容貌变更。扁鹊曰："若太子病，所谓尸厥者也⑦。太子未死也。"扁鹊乃使弟子子阳砺针砥石⑧，以取外三阳五会⑨。有间，太子苏。乃使子豹为五分之熨⑩，以八减之齐和煮之⑪，以更熨两胁下。太子起坐。更适阴阳⑫，但服汤二旬而复故。故天下尽以扁鹊为能生死人。扁鹊曰："越人非能生死人也，此自当生者，越人能使之起耳。"

词语解释

① 中阙（què）：皇宫前面中间的道路。

② 举之：救治太子。

③ 壑（hè）：山谷。

④ 因：已经。嘘唏（xū xī）：悲哭声。服臆（bì yì）：因悲伤而气满郁结。

⑤ 长潸（shān）：泪水长流的样子。

⑥ 忽忽：泪流急速的样子。承睫：泪水挂满睫毛。

⑦ 尸厥：突然昏倒，其状如尸。

⑧ 砺针砥（dǐ）石：研磨针石。

⑨ 外：体表。三阳五会：即百会穴别名。

⑩ 五分之熨：使药力深入体内五分的熨法。

⑪ 八减之齐：古方名。齐，同"剂"。

⑫ 更（gèng）适阴阳：再进一步调适阴阳。

释义

虢君听到这件事非常惊讶，出宫来到阙门下边迎见扁鹊，说："我私下听说您高尚品行的日子很久了，然而不曾去您面前拜访。先生来到我们这个小国，希望您能救治太子，我幸运得很！有先生您，太子就能复活，没有先生他就会被扔掉去填山沟，永别人世而不能复生。"话没有说完，就哭泣不已，气郁满胸，精神恍惚，珠泪长流，滚滚而下，悲伤不止，连容貌都改变了。扁鹊说："像太子的病，就是所说的'尸厥'。太子并没有死。"扁鹊就让弟子子阳磨好针具，针刺头顶的百会穴。过了一会儿，太子苏醒了。扁鹊又让弟子子豹施用渗透五分的熨法，用八减之剂混和煎煮，用来交替着热敷两胁下。太子能起来坐了。再进一步调适阴阳，仅仅服药二十天就恢复了健康。因此天下都认为扁鹊能使死人复活。扁鹊说："我并不能使死人复活。这是本来就能活的病人，我能使他康复罢了。"

原文

biǎn què guò qí　　　qí huán hóu kè zhī　　　rù cháo
扁　鹊　过　齐，齐　桓　侯　客　之 ①。入　朝

jiàn　　yuē　　　jūn yǒu jí zài còu lǐ ②　　bú zhì jiāng
见，曰："君　有　疾　在　腠　理 ②，不　治　将

深。"桓侯曰："寡人无疾。"扁鹊出,

桓侯谓左右曰③："医之好利也,欲以

不疾者为功④。"后五日,扁鹊复见,

曰："君有疾在血脉,不治恐深。"桓侯

曰："寡人无疾。"扁鹊出,桓侯不悦。

后五日,扁鹊复见,曰："君有疾在肠

胃间,不治将深。"桓侯不应。扁鹊出,

桓侯不悦。后五日,扁鹊复见,望见桓

侯而退走⑤。桓侯使人问其故。扁鹊曰:

"疾之居腠理也,汤熨之所及也;在血

脉,针石之所及也;其在肠胃,酒醪

之所及也⑥;其在骨髓,虽司命无奈之

何⑦!今在骨髓,臣是以无请也⑧。"

后五日,桓侯体病⑨,使人召扁鹊,扁

què yǐ táo qù　　huán hóu suì sǐ

鹊已逃去，桓侯遂死。

(词)(语)(解)(释)

① 齐桓（huán）侯：战国时的齐桓公田午。客之：把他当作客人。

② 腠（còu）理：指皮肤肌肉之间。

③ 左右：身边的人。

④ 欲以不疾者为功：想靠治疗没有病的人来显示本领，窃取功利。

⑤ 退走：向后退而跑掉。走：徐行曰步，疾行曰趋，疾趋曰走。

⑥ 酒醪（láo）：药酒或酒剂。

⑦ 司命：古代传说中掌管生命的天神。无奈之何：对它没有什么办法。

⑧ 无请：不敢请求。

⑨ 体病：身体患重病。

(释)(义)

扁鹊来到齐国，齐桓侯把他当作贵客来接待。扁鹊入朝拜见齐桓侯，说："您有疾病在腠理部位，不治疗将会深入。"桓侯说："我没有病。"扁鹊退出，桓侯对身边的人说："医生贪图私利，想靠治疗没有病的人来窃取功利。"五天后，扁鹊又去拜见齐桓侯，说："您有疾病在血脉之中，如果不治疗恐怕还要深入。"桓侯说："我没有病。"扁鹊退出，桓侯很不高兴。五天后，扁鹊又一次去拜见齐桓侯，说："您有疾病在肠胃之间，不治疗将会更深。"桓侯不应声。扁鹊退出，桓侯更不高兴了。五天后，扁鹊再次去拜见齐桓侯，远远地看见桓侯就转身跑了。桓侯派人去询问其中的原因，扁鹊说："疾病在腠理，汤剂和熨法的效力能到达；疾病在血脉，针刺砭石的效力能到达；疾病在肠胃之间，药酒的效力能到达；疾病深入到骨髓，即使是掌管生命的神灵也无可奈何了！如今疾病已经深入到骨髓，我因此不敢请求为他治疗了。"五天后，桓侯身体突现重病，派人召见扁鹊，扁鹊已经逃离齐国。桓侯于是死去了。

原文

shǐ shèng rén yù zhī wēi
使 圣 人 预 知 微 ①， néng shǐ liáng yī dé zǎo
能 使 良 医 得 蚤

cóng shì
从 事 ②， zé jí kě yǐ
则 疾 可 已， shēn kě huó yě
身 可 活 也。 rén zhī suǒ
人 之 所

bìng
病 ③， bìng jí duō
病 疾 多； ér yī zhī suǒ bìng
而 医 之 所 病， bìng dào shǎo
病 道 少 ④。

gù bìng yǒu liù bú zhì
故 病 有 六 不 治： jiāo zì bú lùn yú lǐ
骄 恣 不 论 于 理 ⑤， yī bú
一 不

zhì yě
治 也； qīng shēn zhòng cái
轻 身 重 财 ⑥， èr bú zhì yě
二 不 治 也； yī shí
衣 食

bù néng shì
不 能 适， sān bú zhì yě
三 不 治 也； yīn yáng bìng
阴 阳 并 ⑦， zàng qì bú
脏 气 不

dìng
定 ⑧， sì bú zhì yě
四 不 治 也； xíng léi bù néng fú yào
形 羸 不 能 服 药 ⑨， wǔ
五

bú zhì yě
不 治 也； xìn wū bú xìn yī
信 巫 不 信 医， liù bú zhì yě
六 不 治 也。 yǒu cǐ
有 此

yī zhě
一 者， zé zhòng nán zhì yě
则 重 难 治 也 ⑩。

词语解释

① 使：假使。微：细微，疾病的微兆。

② 蚤（zǎo）：通"早"。从事：在此指治疗。

③ 病：担忧。

④ 道：办法。

⑤ 骄恣（zì）不论于理：骄横放纵不讲道理。

⑥ 轻身重财：轻视身体，看重财物。

⑦ 阴阳并：指阴阳错乱或血气错乱。

⑧ 脏气：脏腑功能。

⑨ 形羸（léi）：形体瘦弱。

⑩ 重（zhòng）：表示程度深，相当于"极""甚"。

释义

假使齐桓侯像圣人那样预先知道微小的病变，能让高明的医生及早治疗，那么疾病就能痊愈，生命可以存活。一般人担忧的事情，是担忧疾病多；而医生担忧的事情，是担忧治病的方法少。所以疾病有六种情况不容易治疗：骄横放纵不讲道理，这是第一种不易治疗的情况；轻视身体，看重钱财，这是第二种不易治疗的情况；衣着饮食不能调适，这是第三种不易治疗的情况；气血错乱，五脏精气不能安守于内，这是第四种不易治疗的情况；身体过于瘦弱，不能承受药力，这是第五种不易治疗的情况；相信巫术而不相信医学，这是第六种不易治疗的情况。有六不治当中一种情况的，就很难治愈了。

原文

biǎn què míng wén tiān xià　　guò hán dān　　wén guì fù
扁 鹊 名 闻 天 下。过 邯 郸，闻 贵 妇

rén ①　　　jí wéi dài xià yī ②　　guò luò yáng ③　　　wén zhōu rén
人 ①，即 为 带 下 医 ②；过 雒 阳 ③，闻 周 人

ài lǎo rén　　　jí wéi ěr mù bì yī　　lái rù xián yáng　　wén
爱 老 人，即 为 耳 目 痹 医；来 入 咸 阳，闻

qín rén ài xiǎo ér　　　jí wéi xiǎo ér yī　　suí sú wéi biàn
秦 人 爱 小 儿，即 为 小 儿 医：随 俗 为 变。

qín tài yī lìng lǐ xī zì zhī jì bù rú biǎn què yě ④　　shǐ rén
秦 太 医 令 李 醯 自 知 伎 不 如 扁 鹊 也 ④，使 人

cì shā zhī　　　zhì jīn tiān xià yán mài zhě　　yóu biǎn què yě ⑤
刺 杀 之。至 今 天 下 言 脉 者，由 扁 鹊 也 ⑤。

词语解释

① 贵：尊重。

② 带下医：妇科医生。

③ 雒阳：即洛阳。

④ 伎：通"技"，医技。

⑤ 由：遵循。

扁鹊的名声传遍了天下。到了邯郸，听说赵国人尊重妇女，就做起了妇科医生；到了洛阳，听说周人敬爱老人，就做起了老年病医生；到了咸阳，听说秦国人爱护小儿，就做起了小儿科医生：总之是随着风俗的不同而变换行医的科别。秦国的太医令李醯自己知道医术不如扁鹊，就派人刺杀了扁鹊。直到现在天下研习脉学的人，都遵循扁鹊的脉法。

课外练习

1. 词语解释

独（奇之）、（独）奇之、谨遇、咳婴、左右、重（难治）、贵（妇人）、由（扁鹊）。

2. 掌握文中提出"六不治"的具体内容是什么？

3. 掌握扁鹊给齐桓侯望色一事，体现了怎样的医学思想？

4. 译句

使圣人预知微，能使良医得蚤从事，则疾可已，身可活也。人之所病，病疾多；而医之所病，病道少。

《华佗传》节选

晋·陈寿

原文

华佗，字元化，沛国谯人也①，一名旉。游学徐土②，兼通数经。沛相陈珪举孝廉③，太尉黄琬辟④，皆不就⑤。晓养性之术，时人以为年且百岁⑥，而貌有壮容。又精方药，其疗疾，合汤不过数种，心解分剂⑦，不复称量，煮熟便饮，语其节度⑧，舍去，辄愈。若当灸，不过一两处，每处不过七八壮⑨，病亦应除。若当针，亦不过一两处，下针言"当引某许⑩，若至，语人"。病者言"已到"，应便拔针，病亦行差⑪。若病结积在内，针药所不能及，当须刳割者⑫，便饮其麻沸散，须臾便如醉死，无所知，因破取⑬。病若在肠中，便断肠湔洗⑭，缝腹膏摩⑮，四五日差⑯，不痛，人亦不自寤⑰，一月之间，即平复矣。

词语解释

① 沛国：汉代分封的一个王国，在今安徽、江苏、河南三省交界地区，以宿县为中心。谯（qiáo），沛国县名。今安徽亳（bó）州市。

② 游学：到远方拜师学习。徐土：今徐州一带。

③ 孝廉：孝指孝子，廉指廉洁之士，后合称孝廉。

④ 太尉：官名。汉代掌握军权的最高长官。辟（bì）：征召。

⑤ 就：就任。

⑥ 且：将近。

⑦ 心解分剂：心里掌握了合汤的药物分量和药物配伍比例。

⑧ 节度：服药的方法和注意事项。

⑨ 壮：量词，一灸为一壮。

⑩ 引某许：谓针感循经络延引到某处。许，处所。

⑪ 行差（chài）：将愈。行，将要。差，同"瘥"，病愈。

⑫ 刳（kū）：剖开。

⑬ 因：于是。

⑭ 湔（jiān）洗：洗濯。

⑮ 膏摩：用药膏外敷。

⑯ 差（chài）：痊愈。

⑰ 寤（wù）：觉察。

㊟义

华佗，字元化，是沛国谯县人，又名敷。到徐州一带拜师求学，同时通晓数种经书。沛相陈珪推荐他为孝廉，太尉黄琬征召任用，他都不就任。华佗通晓养生的方法，当时的人认为他年龄将近百岁，却有壮年人的容貌。又精通方药，他治疗疾病，配制汤药不过用几味药，心里掌握了药物的分量、比例，抓药时不需称量，煎好药就让病人饮用，并告诉病人服药的方法及注意事项，华佗离开后，病人总能痊愈。假若应当用灸法，也不过一两个穴位，每个穴位不过灸七八个艾炷，疾病就立即解除。假若应当用针刺，也不过一两个穴位，下针时对病人说："针感应当延引到某部位，如果针感到了，就告诉我"，当病人说"已经到了"，立刻就拔针，疾病也就随将治愈。假若疾病郁结集聚在体内，是针刺和药物都不能达到的部位，应当剖开割除的，就给病人饮服其配制的"麻沸散"，一会儿病人就像醉死一样，没有什么知觉，于是就剖开割除。疾病如果在肠道中，就截断肠管清洗，然后缝合腹部，用药膏外敷，四五天后就愈合，不疼痛，病人自己也没有感觉，一个月左右，伤口便愈合复原了。

原文

府吏儿寻、李延共止①，俱头痛身热，所苦正同②。佗曰："寻当下之，延当发汗。"或难其异③，佗曰："寻外实，延内实④，故治之宜殊。"即各与药，明旦并起⑤。

词语解释

① 兒（ní）：同"倪"，姓。共止：一起居住。

② 苦：患。正：通"症"。

③ 难（nàn）：质问。

④ 寻外实，延内实：当作"寻内实，延外实"。

⑤ 起：痊愈。

释义

府吏倪寻、李延一起居住，都头痛身热，患病的症状相同。华佗说："倪寻应当泄下，李延应当发汗。"有人质问他们两人的治法为何不同。华佗回答说："倪寻是里实证，李延是表实证，所以治疗他们的方法应当不同。"就分别给他们药物，第二天早晨两人都痊愈了。

原文

广陵吴普、彭城樊阿皆从佗学。普依准佗治，多所全济。佗语普曰："人体欲得劳动①，但不当使极尔②。动摇则谷气得消，血脉流通，病不得生，譬犹户枢不朽是也。是以古之仙者为导引之事，熊颈鸱顾③，引挽腰体④，动诸关节，以求难老。吾有一术，名五禽之戏⑤：一曰虎，二曰鹿，三曰熊，四曰猿，五曰鸟。亦以除疾，并利蹄足，以当导引。体中不快，起作一禽之戏，沾濡汗出，因上着粉⑥，身体轻便，腹中欲食。"普施行之，年九十余，耳目聪明⑦，齿牙完坚。

词语解释

① 语：告诉。劳动：活动。

② 但：只是。极：疲惫。

③ 熊颈鸱（chī）顾：像熊那样站立，像鸱鸟那样回顾。

④ 引挽（wǎn）：伸展。

⑤ 五禽之戏：华佗模仿五种动物的动作而创造的保健体操。

⑥ 因：接着。上：体表。

⑦ 聪：听力好。明：视力好。

广陵吴普和彭城樊阿都师从华佗。吴普按照华佗所授的方法治病，每多痊愈。华佗告诉吴普说："人的身体应当得到运动，只是不要使身体疲惫罢了。身体活动，水谷得以消化，血脉才能畅通，疾病就不会发生，譬如门轴不会朽烂就是这个道理。因此古代长寿的人从事导引的锻炼活动，像熊那样直立，像鸱鸟那样回头，伸展腰部躯体，活动各个关节，以求不易衰老。我有一种方法，叫作"五禽戏"，第一叫虎戏，第二叫鹿戏，第三叫熊戏，第四叫猿戏，第五叫鸟戏。也可以用来除去疾病，并使腿脚轻便灵活，用来当作导引之术。如果身体不舒适，起来做其中某一禽戏，湿润地出汗，接着在体表扑些粉，身体就轻快，腹中也想进食了。"吴普施行了五禽戏，活到九十多岁时，耳朵聪灵，眼睛明亮，牙齿完好而坚固。

课外练习

1. 词语解释

游学、（皆不）就、共止、（所）苦（正同）、语（普曰）、劳动、极（尔）、因上（着粉）。

2.译句

游学徐土，兼通数经。沛相陈珪举孝廉，太尉黄琬辟，皆不就。

3.掌握在本文中华佗首创了什么方法治疗外科疾病？创造了什么方法预防疾病？

东垣老人传

元·砚坚

原文

东垣老人李君，讳杲①，字明之。

其先世居真定②，富于金财。大定初③，

校籍真定河间④，户冠两路⑤。君之幼

也，异于群儿；及长，忠信笃敬⑥，慎交

游，与人相接，无戏言。衢间众人以为

欢洽处⑦，足迹未尝到，盖天性然也。

朋侪颇疾之⑧，密议一席，使妓戏狎⑨，

huò yǐn qí yī　　jí nù mà　　jiě yī fén zhī　　yóu xiāng háo
或引其衣，即怒骂，解衣焚之。由乡豪

jiē dài guó shǐ　　fǔ yǐn wén qí miào líng yǒu shǒu yě　　fěng jì
接待国使，府尹闻其妙龄有守也，讽妓

qiáng zhī jiǔ ⑩　　bù dé cí　　shāo yǐn　　suì dà tǔ ér chū
强之酒 ⑩，不得辞，稍饮，遂大吐而出。

qí zì ài rú cǐ　　shòu lún yǔ　　mèng zǐ　　yú wáng
其自爱如此。受《论语》《孟子》于王

nèi hàn cóng zhī ⑪　　shòu　　chūn qiū　　yú féng nèi hàn shū xiàn
内翰从之 ⑪，受《春秋》于冯内翰叔献。

zhái yǒu xì dì　　jiàn shū yuàn　　yán dài rú shì　　huò bù jǐ
宅有隙地，建书院，延待儒士。或不给

zhě ⑫　　jìn zhōu zhī ⑬　　tài hé zhōng　　suì jī　　mín duō liú
者 ⑫，尽周之 ⑬。泰和中，岁饥，民多流

wáng　　jūn jí lì zhèn jiù　　quán huó zhě shènzhòng
亡，君极力赈救，全活者甚众。

词语解释

① 讳（huì）：受人尊敬之人去世以后，人们称说其名时，前加一"讳"字，表示尊敬。杲（gǎo）：李杲，金元四大家之一，脾胃派的代表人物。

② 先世：祖先。真定：今河北正定县。

③ 大定：金世宗完颜雍的年号。

④ 校（jiào）籍：核定户籍。河间：今属河北。

⑤户冠两路：指李家（的财富）在真定、河间两个地区居于首位。

⑥忠信笃敬：忠诚、守信、厚道、有礼。

⑦衢（qú）间：指街坊。欢洽处：欢乐惬意的场所。

⑧朋侪（chái）：同辈的人。疾：通"嫉"，嫉妒。

⑨戏狎（xiá）：轻浮地调笑嬉戏。

⑩讽：用言语暗示。强之酒：强使他（李杲）饮酒。

⑪内翰：唐、宋、元代翰林的别称。

⑫不给（jǐ）：生活困难。

⑬周：接济。

释义

李东垣老先生，名杲，字明之。祖先世代居住在真定路，家境非常富裕。金朝大定初年，朝廷对真定、河间两个地区进行户籍核定，发现李家的财富在两地区中居于首位。李先生幼年时就不同于一般儿童；等到长大后，为人忠诚守信、厚重端庄，结交朋友非常慎重，跟人相处时，从来没有戏言。街区里的众人认为欢乐惬意的场所，他的足迹不曾到过，大概天生秉性就是这样吧。朋辈中很多人妒忌他，就私下商定，备下一桌酒席，席间让妓女轻浮地调戏他，一个妓女去拉扯他的衣服，他立即恼怒地骂了起来，并脱下衣服烧了。一次，由地方豪绅接待南宋使者，府里的长官听说他年纪轻轻便很有操守，就暗示一位妓女硬让他饮酒。他推辞不过，稍微饮了一点，就大吐着退席而出。他就是自爱到了这样的程度。他跟从翰林王从之学习了《论语》和《孟子》，又跟从翰林冯叔献学习了《春秋》。他家宅院内有一片空地，就在那里建造了一座书院，用以接待儒士。有的儒士生活困苦，他就全面周济他们。金朝泰和年间，连年发生饥荒，很多灾民逃荒到此地，李先生竭尽全力救济，保全救活的人很多。

原文

母王氏寝疾①，命里中数医拯之②，温凉寒热，其说异同③；百药备尝，以水济水④，竟莫知为何证而毙。

君痛悼不知医而失其亲⑤，有愿曰⑥：

"若遇良医，当力学以志吾过⑦！"闻易

水洁古老人张君元素医名天下⑧，捐金

帛诣之⑨。学数年，尽得其法。进纳得

官⑩，监济源税⑪。彼中民感时行疫

厉⑫，俗呼为大头天行⑬。医工遍阅方

书，无与对证者，出己见，妄下之⑭，

不效⑮，复下之，比比至死⑯。医不以为

过，病家不以为非。君独恻然于心，废

寝食，循流讨源，察标求本⑰，制一方，

与服之，乃效。特寿之于木⑱，刻揭于耳

目聚集之地⑲，用之者无不效。时以为仙

人所传，而錾之于石碣⑳。

词语解释

① 寝疾：卧病在床。

② 里：乡里。

③ 异同：不同。

④ 以水济水：喻无益于救治。

⑤ 痛悼（dào）：痛心哀伤。

⑥ 有愿：发誓。

⑦ 志：记住。此为弥补之意。

⑧ 易水：今河北易县。洁古老人：金代医学家张元素。

⑨ 诣（yì）：拜访。

⑩ 进纳得官：交纳钱财而买到官职。

⑪ 监：主管。济源：地名，今属河南。

⑫ 彼中：那里。时行疫厉：传染性强的病。厉，通"疠"。

⑬ 大头天行：病名，以头面红肿、咽喉肿痛为主要特征的疾病。天行，即流行病。

⑭ 下：攻下的治法。

⑮ 效：见效。

⑯ 比比：接连不断地。

⑰ 循流讨源，察标求本：谓依据病变探讨病因，察析病状寻求病根。

⑱ 寿之于木：刻在木板上来永久保存它。

⑲ 刻揭：刻印张贴。耳目聚集之地：人多的地方。

⑳ 鏨（zàn）：雕刻。石碣（jié）：泛指石碑。

（释）（义）

李先生的母亲王氏卧病不起，让乡里很多医生救治，是寒证还是热证，他们的说法各不相同，各种药都尝遍了，无济于事，最终竟然不知道死于什么病。李先生痛恨自己不懂医学而失去了母亲，立誓说："如果遇到良医，我一定要跟他努力学习来弥补过错。"听说易水县的洁古老人张元素先生，医术闻名天下，就带着很多钱物去拜访他。学数年，尽得所传。后来向朝廷捐献钱财买了一个官职，主管济源县的税务。那里的百姓感染了当时流行的疫病，就是俗称的大头瘟。医生们遍查医书，没找到跟这种病对症的方子，就根据自己的见解，胡乱地给病人泻下，没效果，再泻下，以致病人接连不断地死亡。医生们都不认为治法错误，病家也不认为是治错了。唯独李先生深感哀痛，于是废寝忘食地探查病源，寻求病根，创制了一个方子，给病人服用，居然很有效。李先生特意让人把这个方子雕刻在木版上印刷出来，分别张贴在行人聚集的地方供人们抄用，凡用了这个方子的人没有不收效的。当时的人们认为方子是仙人传授的，就把它雕刻在了石碑之上。

原文

jūn chū bù yǐ yī wéi míng rén yì bù zhī jūn zhī shēn
君初不以医为名，人亦不知君之深

yú yī yě jūn bì bīng biàn liáng suì yǐ yī yóu gōng qīng
于医也。君避兵汴梁①，遂以医游公卿

jiān qí míng xiào dà yàn jù zǎi bié shū rén chén
间②，其明效大验，具载别书③。壬辰

běi dù yù dōng píng zhì jiǎ chén huán xiāng lǐ
北渡④，寓东平⑤，至甲辰还乡里⑥。

yī rì wèi yǒu rén zhōu dōu yùn dé fù yuē wú lǎo
一日，谓友人周都运德父曰⑦："吾老，

yù dào chuán hòu shì jiān qí rén nài hé dé fù yuē
欲道传后世，艰其人奈何⑧？"德父曰：

"廉台罗天益谦父⑨，性行敦朴，尝恨所业未精⑩，有志于学，君欲传道，斯人其可也⑪。"他日，偕往拜之。君一见曰："汝来学觅钱医人乎？学传道医人乎？"谦父曰："亦传道耳⑫。"遂就学，日用饮食，仰给于君⑬。学三年，嘉其久而不倦也，予之白金二十两，曰："吾知汝活计甚难⑭，恐汝动心，半途而止，可以此给妻子⑮。"谦父力辞不受。君曰："吾大者不惜⑯，何吝乎细？汝勿复辞。"君所期者可知矣。临终，平日所著书检勘卷帙⑰，以类相从，列于几前，嘱谦父曰："此书付汝，非为李明之、罗谦父，盖为天下后世，慎勿湮没，推而行之。"行年七十有二⑱，实辛亥二月二十五日也⑲。君殁，迨今十有七年⑳，谦父言犹在耳，念之益新。噫嘻！君之学，知所托矣。

词语解释

① 汴（biàn）梁：今河南开封。

② 游：交往。

③ 具：同"俱"，全都。

④ 壬辰：指金哀宗开兴元年（公元 1232 年）。

⑤ 东平：县名，今属山东。

⑥ 甲辰：指宋理宗甲辰年，为公元 1244 年。

⑦ 都运：官名。

⑧ 艰：难寻。其人：合适的人。

⑨ 廉台：廉州，县名，今河北藁（gǎo）城。罗天益：元代医家。

⑩ 尝：通"常"。恨：为……而遗憾。

⑪ 其：大概。

⑫ 亦：只是。

⑬ 仰给（jǐ）：依赖。

⑭ 活计：家里生活。

⑮ 妻子：妻子儿女。

⑯ 大者：指医道。

⑰ 检勘（kān）卷帙（zhì）：整理校勘后编成卷册装入书套。

⑱ 行年：到那一年时。有：通"又"。

⑲ 实：通"时"。辛亥：指宋理宗辛亥年，为公元 1251 年。

⑳ 迨（dài）：到。

㊟㊟ 释义

　　李先生当初并不是因为医术而出名的，人们也不知道他精通医学。他躲避战乱到了汴梁以后，才凭医术游走于公卿之间，那些明显的效验医案，全都记载在别的书中。壬辰年间，他北渡黄河，寄居在东平，直到甲辰年才返回故里。有一天，他对友人都运周德父说："我老了，想把医术传给后人，很难找到适合的人，怎么办呢？"周德父说："廉台县的罗天益，字谦父，品行敦厚朴实，常常遗憾自己的医道未精通，有志于继续学习。您想要传授医道，这个人大概可以吧。"他日，周德父带着罗谦父一块来拜见他，李先生一见面就问："你是来学做赚钱的医生呢？还是学做传授医道的医生？"罗谦父说："只是继承和发扬医学而已。"于是跟从李先生学习。罗谦父的日常费用和饮食，都靠李先生供给。学了三年，李先生赞赏他长久不倦的学习精神，赠给他二十两白银，说："我知道你生计艰难，担心你意志动摇，半途而废，可以用这些银子来供养你的妻子儿女。"罗谦父坚辞不受。李先生说："我对医道这样的大事都毫不吝惜，怎么会吝惜这小小的钱财呢？你不要再推辞了。"李先生期望的事情可想而知了。临终前，他把一生的著作整理校勘，分卷装函，按类排列，摆放在书案上，嘱咐罗谦父说："这些书交给你，不是为了我李明之，也不是为了你罗谦父，而是为了天下后代人，千万不要湮没，要把它们推广施用。"他享年七十二岁，去世时间是辛亥年二月二十五日。李先生去世，至今已有十七年了，罗谦父说起来感到他的教诲仍在耳边一样，回想起来更觉清新。好啊!先生的学术,得到托付的人了。

课外练习

1. 词语解释

忠信笃敬、衢间、朋侪、戏狎、(其说)异同、有愿、诣(之)、比比(至死)、仰给、活计、行年。

2. 熟读全文。

《丹溪翁传》节选

元·戴良

原文

翁简悫贞良①，刚严介特②，执心以正，立身以诚，而孝友之行，实本乎天质。奉时祀也③，订其礼文而敬泣之。事母夫人也，时其节宣以忠养之④。宁歉于己，而必致丰于兄弟；宁薄于己子，而必施厚于兄弟之子。非其友不友⑤，非其道不道。好论古今得失，慨然有天下之忧。世之名公卿多折节下之⑥，翁为直陈治道，无所顾忌。然但语及荣利事，则拂衣而起。与人交，一以三纲五纪为去就⑦。尝曰："天下有道，则行有枝叶；天下无道，则辞有枝叶⑧。"夫行，本也；辞，从而生者也。苟见枝叶之辞，去本而末是务，辄怒溢颜面，若将浼焉⑨。翁之卓卓如是⑩，则医特一事而已。然翁讲学行事之大方⑪，已具吾友宋太史濂所为翁墓志⑫，兹故不录。而窃录其医之可传者为翁传，庶使后之君子得以互考焉⑬。

词语解释

① 简悫（què）贞良：简朴、诚实、忠贞、善良。

② 刚严介特：刚毅、严肃、独特不凡。

③ 时祀（sì）：每年四季祭祀祖先。

④ 时其节宣：使母亲的饮食起居按时。

⑤ 非其友不友：不是可作朋友的人不去结交。

⑥ 折节下之：屈身向他请教。

⑦ 三纲五纪：即三纲五常，封建社会的伦理道德标准。三纲即君为臣纲、父为子纲、夫为妇纲。五常即仁、义、礼、智、信。去就：绝交或亲近。

⑧ 天下有道，则行有枝叶；天下无道，则辞有枝叶：天下行正道时，那么实际行为就兴盛；天下不行正道时，那么浮夸空谈就盛行。

⑨ 浼（měi）：玷污。

⑩ 卓卓：超群不凡的样子。

⑪ 大方：大道，大家风范。

⑫ 宋太史濂：明初文学家宋濂。

⑬ 庶（shù）：希望。

释义

丹溪翁简朴诚实，忠贞善良，刚毅严肃，独特不凡；用正直的作风来持心养性，用诚实忠信来立身处世；而孝敬父母、友爱兄弟的品行，更是出于天性。供奉每年四季的祭祀，他订出礼仪祭文来恭敬地哀悼先人。侍奉母亲，他按时调节其饮食起居并忠心奉养。在财物方面，宁可自己少得一点，也一定要让兄弟丰厚富裕；宁可让自己的孩子吃亏，也一定要厚待兄弟的孩子。不是志同道合的人就不跟他交朋友，不是正道的话就不说。喜欢谈论古今的成败得失，慷慨激烈，有心忧天下的大志。社会上的名士大夫，多都降低身份，虚心地向他请教，丹溪翁直率地向他们陈述治世之道，没有顾忌。然而有人一旦提到名利之事，他就生气地甩甩衣袖起身走了。跟人交往，完全以三纲五常作为绝交或亲近的准则。他曾经说："天下行正道时，那么实际行为就兴盛；天下不行正道时，那么浮夸空谈就盛行。"品德行为是根，言辞随它而生。假如他见到有人喜欢浮夸地言谈，抛弃根本而追求枝叶，就会怒气满面，像要受到玷污似的。他的超群不凡的品行都像这样，而行医仅仅是一个方面罢了。不过他讲学行事的大家风范，已经记载在我的朋友太史宋濂为他写的墓志铭里了，这里不再记录。只是私下里记录下他行医过程中值得传播的事情给他作传记，希望使后世的君子得以互相参考。

原文

论曰：昔汉严君平①，博学无不通，卖卜成都。人有邪恶非正之问，则依蓍龟为陈其利害②。与人子言，依于孝；与人弟言，依于顺；与人臣言，依于忠。史称其风声气节③，足以激贪而厉俗④。翁在婺得道学之源委⑤，而混迹于医。或以医来见者，未尝不以葆精毓神开其心⑥。至于一语一默，一出一

处，凡有关于伦理者，尤谆谆训诲，使

人奋迅感慨激厉之不暇⑦。左丘明有云：

"仁人之言，其利溥哉⑧！"信矣⑨。若

翁者，殆古所谓直谅多闻之益友⑩，又

可以医师少之哉⑪？

词语解释

① 严君平：西汉蜀郡（今成都）人。

② 蓍（shī）龟：蓍草、龟甲，为古代占卜用具。
利害：祸害。

③ 风声气节：风度声誉、志气节操。

④ 激贪而厉俗：使贪婪的人受到感动，使庸俗的
人受到劝勉。

⑤ 婺（wù）：婺州。今浙江金华地区。

⑥ 葆精毓（yù）神：保养精神。

⑦ 激厉：受到激发勉励。

⑧ 仁人之言，其利溥（pǔ）哉：仁德之人的教诲，

它的益处真大呀！

⑨ 信：确实。

⑩ 直谅多闻之益友：正直、诚信、博学的良师益友。

⑪ 少：轻视。

㊉㊉

《汉书》论述说：昔日汉代的严君平，非常博学，没有什么学问不通晓，在成都大街上卖卜为生。如果人有邪恶的不正当的卜问，就依据占卜的情况给他们陈述这些行为的危害。跟做儿子的人谈卜，就依据于孝道；跟做弟弟的人谈卜，就依据于顺从；跟当臣子的人谈卜，就依据于忠心。史书上称颂他的风度、声望、志气、节操足以使贪婪的人受到感动而改邪归正，使庸俗的人受到劝勉而弃旧图新。朱丹溪在婺州学到了宋儒道学的源流，而置身在医界。有人来就医，他总是拿保养精神来启发他们。至于日常生活中或言语或沉默，或外出或居家，凡是关系到人与人之间的道德伦理的，他就特别谆谆教诲，使人受到激发勉励，立刻精神振奋。左丘明说过："仁德之人的话，它的益处真大呀！"真是千真万确。像丹溪翁这样的人，大概就是古代人所说的正直、诚实而博学的良师益友，又怎能因为他是医师就小看他呢？

课外练习

1. 词语解释

刚严介特、浼、风声气节、激贪而厉俗、葆精毓神、直谅多闻之益友。

2. 译句

①翁简悫贞良，刚严介特，执心以正，立身以诚，而孝友之行，实本乎天质。

②天下有道，则行有枝叶；天下无道，则辞有枝叶。

《李时珍传》节选

清·顾景星

原文

李时珍，字东璧。祖某①，父言闻，世以医为业。时珍年十四，补诸生②，三试于乡，不售③。读书十年，不出户庭，博学无所弗睨④。善医，即以医自居。

楚王闻之，聘为奉祠，掌良医所事⑤。世子暴厥⑥，立活之。荐于朝⑦，授太医院判。一岁告归⑧，著《本草纲目》。

词语解释

① 某：李时珍的祖父，作者不知他的名字，所以称某。

② 诸生：秀才。

③ 不售（shòu）：此指考试不中。

④ 睨（guī）：视、看。

⑤ 掌：主管。良医所：明代各王府的医疗机构。

⑥ 世子：即嫡子。古代王侯正妻所生的长子。

⑦ 朝：朝廷。

⑧ 告：请求。

释义

李时珍，字东璧。祖父某，父亲名言闻，世代以医生为业。李时珍十四岁时，考中秀才；三次应考乡试，没有考中。读书十年，不出门庭，广泛学习，没有不阅读的书。善于医术，就以医生自居。楚王听说他的事情后，聘请他做奉祠正，主管良医所的事务。楚王嫡子突然昏厥，李时珍立刻救活了他。楚王推荐

経典医古文诵读（注音版）

他到朝廷，授给他太医院判的官职。一年后他就请求回乡，编著《本草纲目》。

nián qī shí liù　　wéi　　 yí biǎo　　　shòu qí zǐ
年七十六，为《遗表》①，授其子

jiàn yuán②　　qí lüè yuē　　chén yòu kǔ léi jí③　 zhǎng chéng
建元②。其略曰："臣幼苦羸疾③，长成

dùn zhuī④　　wéi dān shì diǎn jí⑤　　fèn qiē biān mó⑥　zuǎn
钝椎④。惟耽嗜典籍⑤，奋切编摩⑥，纂

shù zhū jiā　　xīn dān lí dìng⑦　　fú niàn běn cǎo yī shū⑧
述诸家，心殚厘定⑦。伏念本草一书⑧，

guān xì　pō zhòng　　miù wù shí duō　　qiè jiā dìng zhèng　 lì suì
关系颇重，谬误实多，窃加订正，历岁

sān shí　　gōng shǐ chéng jiù
三十，功始成就。"

词语解释

① 遗表：臣子生前写好，死后呈给皇帝的报告。

② 建元：李时珍的次子。

③ 羸（léi）疾：体弱多病。

④ 钝椎：比喻迟钝愚笨。

84

⑤耽嗜：酷爱。

⑥奋切编摩：狠下决心编修本草。

⑦心殚(dān)：费尽心力。厘(lí)定：整理编定。

⑧伏念：俯伏思念。

释义

李时珍76岁时，写下遗表，交给他的儿子李建元。它大略是说："我小时候为体弱多病而痛苦，长大以后愚钝，只是特别爱好典籍，振作精神深入整理研究，收集记述各家理论，尽心修订。我心想《本草》这本书，关系重大，谬误实在很多，私下加以修订改正，历时三十年，工作方才完成。"

课外练习

1. 词语解释

不售、遗表、耽嗜、心殚、厘定、伏念。

2. 译句

臣幼苦羸疾，长成钝椎。惟耽嗜典籍，奋切编摩，篡述诸家，心殚厘定。

《温病条辨》叙

清·汪廷珍

原文

昔淳于公有言①："人之所病，病病多；医之所病，病方少。"夫病多而方少，未有甚于温病者矣。何也？六气之中②，君相两火无论已③，风湿与燥无不兼温，惟寒水与温相反，然伤寒者必病热。天下之病孰有多于温病者乎？方书始于仲景。仲景之书专论伤寒，此六气中之一气耳。其中有兼言风者，亦有兼言温者。然所谓风者，寒中之风；所谓温者，寒中之温，以其书本论伤寒也。其余五气，概未之及，是以后世无传焉。虽然，作者谓圣，述者谓明④，学者诚能究其文，通其义，化而裁之，推而行之⑤，以治六气可也，以治内伤可也。亡如世鲜知十之才士⑥，以阙如为耻⑦，不能举一反三，惟务按图索骥。

词语解释

① 淳（chún）于公：淳于意。西汉医家。

② 六气：指五运六气中的六气，即太阳寒水、阳明燥金、少阳相火、太阴湿土、少阴君火、厥阴风木。

③ 已：语气词。

④述者谓明：阐述的人叫作贤明的人。

⑤化而裁之，推而行之：意为加以变通。

⑥亡如：无奈。知十："闻一以知十"的略语。意为触类旁通。

⑦阙（quē）如：谓缺而不言，即存疑。

（释）（义）

从前，淳于公说过："人们所担心的问题，是担心病多；医生所担心的问题，是担心治病的方法少。"病多而治病方法少的疾病，没有超过温病的了。为什么呢？六气当中，君火、相火自不用说了，风、湿和燥没有不同时夹杂有温的，只有寒同温相反，然而被寒邪伤害的人一定患热证。天下的病哪有比温病更多的呢？记载和论述方剂的书是从张仲景开始的。张仲景的书专门论述伤寒，这只是六气当中的一种啊。其中有同时说到风的，也有同时说到温的。可是所讲的风，是寒中的风；所讲的温，是寒中的温，因为他的书本来就是论述伤寒的呀！其余五气，一概没有涉及，因此后代也就没有传下来。即使这样，创作的人称为圣人，阐述的人叫作贤明的人，学习的人如果真能彻底研究他们的文章，通晓他们的文义，并加以变通，用来治疗六气造成的疾病是可以的，用来治疗内伤也是可以的。无奈社会上很少有善于触类旁通的、以治疗六气方法缺少为耻的、有才识的医生，不能举一反三，只知按图索骥般地就伤寒而论伤寒。

原文

盖自叔和而下，大约皆以伤寒之法疗六气之疴，御风以絺①，指鹿为马，迨试而辄困②，亦知其术之疏也。因而沿习故方，略变药味，冲和、解肌诸汤纷然著录③。至陶氏之书出④，遂居然以杜撰之伤寒治天下之六气，不独仲景之书所未言者不能发明，并仲景已定之书尽遭窜易。世俗乐其浅近，相与宗之，而生民之祸亟矣⑤。又有吴又可者，著《温疫论》，其方本治一时之时疫⑥，而世误以治常候之温热⑦。最后若方中行、喻嘉言诸子，虽列温病于伤寒之外，而治法则终未离乎伤寒之中。惟金源刘河间守真氏者⑧，独知热病，超出诸家，所著六书⑨，分三焦论治，而不墨守六经，庶几幽室一镫⑩，中流一柱⑪。惜其人朴而少文，其论简而未畅，其方时亦杂而不精。承其后者又不能阐明其意，裨补其疏，而下士闻道若张景岳之徒⑫，方且怪而訾之。于是其学不明，其说不行。而世之俗医遇温热之病，无不首先发表，杂以消导，

继则峻投攻下，或妄用温补，轻者以
重，重者以死。幸免则自谓己功，致死
则不言己过，即病者亦但知膏肓难挽，
而不悟药石杀人。父以授子，师以传
弟，举世同风，牢不可破。肺腑无语，
冤鬼夜嗥，二千余年，略同一辙，可
胜慨哉！

词语解释

① 絺（chī）：细葛布。

② 迨（dài）：等到。困：窘迫。

③ 冲和：加减冲和汤。解肌：柴葛解肌汤。

④ 陶氏之书：陶华所著《伤寒六书》。

⑤ 亟（qì）：频繁。

⑥ 一时之时疫：某一时期的流行疫病。

⑦ 常候：固定的季节。

⑧金源：金朝的别称。

⑨六书：《河间六书》。

⑩镫：同"灯"。

⑪中流一柱：即中流砥柱。比喻能顶住危局的坚强力量。

⑫下士闻道：下等愚拙之人听了高明的理论。语出《老子》。

（释）（义）

自王叔和以来，医生们大约都用治伤寒的方法疗六气造成的疾病，这样做，好比用细葛布挡风，指鹿为马地混淆了伤寒与温病的界限，到治疗时立即失败，也就知道他们医术的粗疏了。因为这个原因，他们仍旧袭用原来的方剂，稍微改变药味，冲和汤、柴葛解肌汤等方剂就纷纷地出现于记载中。到陶华的《伤寒六书》出现，于是竟然用臆造的治伤寒的方法疗六气造成的所有疾病，不仅仅对张仲景没有讲到的内容未能创新发挥，就连张仲景已写定的书也都遭到了篡改。一般人喜欢《伤寒六书》内容浅近，共同尊崇它，然而人民的祸患就频繁了。又有一个叫吴又可的，编著

《温疫论》，其中的方剂本来是治疗一定时期发生的流行性疾病的，但是社会上的人错误地用它来治疗平时发生的温热病。最后像方中行、喻嘉言诸医家，虽然把温病排列在伤寒之外，但是治疗方法则最终没有离开伤寒。只有金朝刘完素先生特别通晓热病，超出各家，编著的《河间六书》分上中下三焦论述治疗，而不墨守六经，近似暗室一灯，中流一柱。可惜他为人敦厚而缺乏辞采，他的论述简略而不流畅，他的方剂有时也驳杂而不纯粹。继承他的人又不能阐明其中的含义，弥补其中的疏漏。像张景岳这一类学习医道的人，尚且在责怪诋毁他。于是，他的学术不被阐明，他的主张不被推行。社会上平庸的医生遇到温热病，莫不首先发汗解表，搀杂用消导之法，接下来猛用攻下，或乱用温补，轻病因而加重，重病因而致死。对于侥幸不死的就吹嘘是自己的功劳，造成死亡的便闭口不说是自己的过失，即使病人也只知道重病难以挽救，而不了解药物可以杀人。父亲把这一套方法传给儿子，老师把这一套方法授予学生，整个社会同一风气，牢不可破。肺腑不能说话，冤鬼深夜号哭，两千多年，大略相同，令人感慨不已！

（原）（文）

我朝治洽学明①，名贤辈出，咸

知溯原《灵》《素》，问道长沙。自吴

人叶天士氏《温病论》《温病续论》出，

然后当名辨物②。好学之士，咸知向

方③；而贪常习故之流，犹且各是师说，

恶闻至论。其粗工则又略知疏节，未达

精旨，施之于用，罕得十全。吾友鞠通

吴子，怀救世之心，秉超悟之哲④，嗜学

不厌⑤，研理务精，抗志以希古人⑥，虚

心而师百氏。病斯世之贸贸也⑦，述先贤

之格言，摅生平之心得⑧，穷源竟委，

作为是书。然犹未敢自信，且惧世之未

信之也，藏诸笥者久之⑨。予谓学者之心固无自信时也，然以天下至多之病，而竟无应病之方，幸而得之，亟宜出而公之⑩，譬如拯溺救焚，岂待整冠束发？况乎心理无异，大道不孤，是书一出，子云其人必当旦暮遇之，且将有阐明其意，裨补其疏，使夭札之民咸登仁寿者。此天下后世之幸，亦吴子之幸也。若夫《折杨》《皇华》⑪，听然而笑⑫，《阳春》《白雪》，和仅数人，自古如斯。知我罪我，一任当世，岂不善乎？吴子以为然，遂相与评骘而授之梓⑬。

嘉庆十有七年壮月既望⑭，同里愚弟汪廷珍谨序。

词语解释

① 洽洽（qià）：政治和谐。

② 当名辨物：按照事物的名称求取事物的实质。

③ 向方：遵循正确方向。

④ 秉：持。超悟：颖悟。哲：明智。

⑤ 厌：满足。

⑥ 抗志：高尚其志。希：仰慕。

⑦ 贸贸：昏愦不明的样子。

⑧ 摅（shū）：抒发。

⑨ 笥（sì）：竹箱。

⑩ 亟（jí）：急切。

⑪ 折（shé）杨、皇华：古代通俗乐曲名。

⑫ 听（yǐn）然而笑：张开嘴，笑貌。

⑬ 评骘（zhì）：评定。梓：雕书印刷的木板。

⑭ 嘉庆十有七年：公元1812年。壮月：农历八月。

释义

　　我朝政治和谐，学术昌明，著名的医家一批批地出现，都知道从《灵枢》《素问》探求医学的本源，向张仲景的著作求教。自从吴人叶天士先生《温病论》《温病续论》出现，然后依照温病的名称探索温病的实质。热爱医学的人都知道趋向正道，但是墨守常规的医生仍旧各自认为老师的学说正确，厌恶听取高明的理论。那些技术不高明的医生又只稍微了解一些粗浅的内容，不能明白精辟的含义，并在医疗实践中加以运用，因而很少能取得满意的疗效。我的朋友吴鞠通先生怀有救世的抱负，具有超人的智慧，酷爱学习，从不满足，研究医理力求精深，立下高尚志向，仰慕古代名医，虚怀若谷，效法各家。他痛感社会上的医生对温病蒙昧不清，于是传述前代医家的医学理论，抒发平生的临证心得，穷尽温病的源流，写成这部书。但是仍旧不敢自信，同时顾虑社会上的人不相信这部书，因此在书箱里收藏了很长时间。我认为学者的心本来没有自信的时候，可是天下最多见的温病，却竟然没有应对的方法，幸运地得到了这个方法，就应当赶快拿出来公开，比如拯救被水淹、被火烧的人，难道还等整好帽子扎好头发吗？况且人们的心理没有不同，高明的医学理论不会与世隔绝，这部书一旦出现，子云那样内行的人必定很快遇到，并且将有阐明其中的主旨，弥补其中的疏漏，使遭受瘟疫的人都能登上长寿境域的人出现。这是天下后代的幸运，也是吴先生的愿望啊。《折杨》《皇华》这类通俗的歌曲，人们都能领会，张嘴而笑,《阳春》《白雪》这类高雅的歌曲，能跟着唱和的却只有几个人，古来如此。了解我或者责备我，完全听凭当代的社会舆论，难道不好吗？吴先生认为我的话正确，于是共同讨论评定后交付刊印。

嘉庆十七年八月十六日，同乡愚弟汪廷珍谨序。

课外练习

1.译句

①吾友鞠通吴子，怀救世之心，秉超悟之哲，嗜学不厌，研理务精，抗志以希古人，虚心而师百氏。病斯世之贸贸也，述先贤之格言，摭生平之心得，穷源竟委，作为是书。

②若夫《折杨》《皇华》，听然而笑,《阳春》《白雪》，和仅数人，自古如斯。

2.熟读原文。

养生论

三国魏·嵇康

原文

世或有谓神仙可以学得，不死可以力致者①；或云上寿百二十②，古今所同，过此以往，莫非妖妄者③。此皆两失其情④。请试粗论之⑤。

夫神仙虽不目见⑥，然记籍所载，前史所传，较而论之⑦，其有必矣。似特受异气，禀之自然⑧，非积学所能致

yě⑨。至于导养得理⑩，以尽性命，上

获千余岁，下可数百年，可有之耳。而

世皆不精，故莫能得之。

词语解释

① 致：获得。

② 上寿：指最高的寿命。

③ 妖妄：虚假。

④ 此：指上文的两种说法。

⑤ 粗：粗略。

⑥ 目：眼睛。

⑦ 较：通"皎"，明显、明白。

⑧ 自然：先天禀赋而来。

⑨ 积学：长期学习。

⑩ 导养：导气养生之术。得理：合理。

释义

世上有人认为：神仙能凭修炼学到，不死能凭努力实现；又有人说，人最长寿命是一百二十岁，这是古今共有的认识，超过这个岁数往上的说法，没有不是蛊惑人心而又荒谬的。这两种说法皆违背实际情况。请允许我尝试着粗略地论述这个问题。

神仙，我们虽然没有亲眼看到，但典籍记载，旧史传闻，都清清楚楚地论述过，神仙的存在是一定的了。似乎是独自禀受了特异之气，从自然中禀受的，并不是长期学习所能达到的。至于养生得法，从而享尽天年，上等可达千余岁，下等大约几百年，这种情况是会有的。然而世上一般人都不精通养生之术，所以没有人能达到这样的高寿。

原文

何以言之？夫服药求汗，或有弗获；而愧情一集 ①，涣然流离 ②。终朝未餐 ③，则嚣然思食 ④；而曾子衔哀 ⑤，七日不饥。夜分而坐 ⑥，则低迷思寝 ⑦；内

huái yīn yōu ⑧，zé dá dàn bù míng。jìn shuā lǐ bìn ⑨，
怀殷忧⑧，则达旦不瞑。劲刷理鬓⑨，

chún lǐ fā yán ⑩，jǐn nǎi dé zhī；zhuàng shì zhī nù，hè
醇醴发颜⑩，仅乃得之；壮士之怒，赫

rán shū guān ⑪，zhí fà chōng guān ⑫。yóu cǐ yán zhī，jīng
然殊观⑪，植发冲冠⑫。由此言之，精

shén zhī yú xíng hái，yóu guó zhī yǒu jūn yě。shén zào yú
神之于形骸，犹国之有君也。神躁于

zhōng ⑬，ér xíng sàng yú wài，yóu jūn hūn yú shàng，guó luàn
中⑬，而形丧于外，犹君昏于上，国乱

yú xià yě
于下也。

词语解释

① 集：聚集。

② 涣然流离：大汗淋漓。

③ 终朝：整个早晨。

④ 嚣：腹中空虚，想吃饭。

⑤ 曾子：孔子的学生。

⑥ 夜分：夜半。

⑦ 低迷：昏昏沉沉。

⑧ 殷忧：深忧。

⑨ 劲刷：梳子。

⑩ 醇醴（lǐ）：厚味酒；烈酒。

⑪ 赫然：盛怒的样子。殊观：面容大变。

⑫ 植：竖立。冠：帽子。

⑬ 躁：躁动。

释义

　　凭什么这样说呢？服药发汗，有时不能达到目的；但惭愧之情一旦涌上心头，就大汗淋漓。整个早晨未进食，就饥肠辘辘地想吃东西；但曾参心怀丧亲的悲痛，七天不进食也不感到饥饿。坐到半夜，就昏昏沉沉地想睡觉；如果内心怀着深深的忧愁，那么，就通宵达旦地不能合眼。结实的梳子理顺鬓发，浓烈的酒浆使颜面红润，也仅仅能达到这样的效果；但壮士如果大发雷霆，会因盛怒而面色大变，怒发冲冠。这些事例说明，精神对于形体，就像国家要有君主一样。精神在体内躁动不安，形体在外面就会受到伤害，就像国君在上面昏庸无道，国内的人民就会在下作乱一样。

原文

夫为稼于汤之世①，偏有一溉之

功者，虽终归于燋烂，必一溉者后枯。

然则，一溉之益固不可诬也②。而世常

谓一怒不足以侵性③，一哀不足以伤

身，轻而肆之④，是犹不识一溉之益，

而望嘉谷于旱苗者也⑤。是以君子知形

恃神以立，神须形以存，悟生理之易

失⑥，知一过之害生。故修性以保神，

安心以全身，爱憎不棲于情⑦，忧喜不

留于意，泊然无感⑧，而体气和平；又

呼吸吐纳⑨，服食养身，使形神相亲，

表里俱济也。

夫田种者^⑩，一亩十斛^⑪，谓之良田，此天下之通称也。不知区种可百余斛^⑫。田、种一也^⑬，至于树养不同^⑭，则功效相悬。谓商无十倍之价^⑮，农无百斛之望，此守常而不变者也。

词语解释

① 为稼：种庄稼。

② 诬：轻视。

③ 侵：伤害。

④ 轻而肆（sì）之：轻率地放纵情欲。

⑤ 嘉谷：好的谷物。

⑥ 生理：养生之理。

⑦ 棲（qī）：栖，停留。

⑧ 泊然：恬静淡泊的样子。

⑨ 吐纳：从口中徐徐吐出浊气，由鼻中缓缓吸入清气。古代的养生方法。

⑩ 田种：散播漫种的耕作方法。

⑪ 斛（hú）：容量单位，古代以十斗为一斛。

⑫ 区种：把作物种在带状低畦或方形浅穴的小区内。

⑬ 种（zhǒng）：种子。

⑭ 树养：种植管理的方法。

⑮ 价：盈利。

释义

在商汤大旱之年种植庄稼，独受过一次灌溉之利的禾苗，虽然最终还是枯死，但必定是受过一次灌溉的禾苗，枯死得晚一点。既然如此，那么一次灌溉的好处实在是不可轻视啊！然而世上的人常说发怒一次不足以伤害性命，悲哀一次不足以伤害身体，因此轻率地放纵自己的情欲，是还不知道一次灌溉的好处，却期望从枯萎的禾苗上结出好的稻谷一样。因此会养生的人知道形体依靠精神而立身，精神借助形体而存在，明白养生之理容易忽视，知道一次情志过失也能损害生命。所以陶冶性情来保养精神，安定心志来保全身体,爱怜憎恶不停留在情感之上,忧愁喜悦不留存于意念之中,恬静淡泊而无欲念,就能气血调和,气机平顺。又行呼吸吐纳的锻炼,服食丹药来保养身体,使形体和精神紧密相依,表里之间相互和谐。

采用田种法,一亩地有十斛的收获,就称它是良田,这是社会上通常的说法。殊不知采用区种的方法,精耕细作,一亩地可收获一百多斛。土地、种子是一样的,由于种植管理方法的不同,那么收成之间就相差悬殊。如果说商人不能赚取十倍的盈利,农民没有收获百斛的希望,这就是墨守常规而不知变化的看法。

原文

qiě dòu lìng rén zhòng
且豆令人重①,榆令人瞑②,合欢

juān fèn　　　xuān cǎo wàng yōu　　　　　yú zhì suǒ gòng zhī yě
蠲忿③,萱草忘忧④,愚智所共知也。

xūn xīn hài mù　　　tún yú bù yǎng　　　cháng shì suǒ shí yě
薰辛害目⑤,豚鱼不养⑥,常世所识也。

shī chǔ tóu ér hēi　　　shè shí bǎi ér xiāng　　　jǐng chǔ xiǎn
虱处头而黑⑦,麝食柏而香⑧,颈处险

ér yīng　　　chǐ jū jìn ér huáng　　　tuī cǐ ér yán　　fán
而瘿⑨,齿居晋而黄⑩。推此而言,凡

所食之气，蒸性染身⑪，莫不相应。岂惟蒸之使重而无使轻，害之使暗而无使明，薰之使黄而无使坚，芬之使香而无使延哉⑫？

故神农曰"上药养命，中药养性"者，诚知性命之理，因辅养以通也。而世人不察，惟五谷是见，声色是耽，目惑玄黄⑬，耳务淫哇⑭。滋味煎其腑脏，醴醪鬻其肠胃⑮，香芳腐其骨髓，喜怒悖其正气，思虑销其精神，哀乐殃其平粹⑯。夫以蕞尔之躯⑰，攻之者非一途，易竭之身，而外内受敌，身非木石，其能久乎？

词语解释

① 豆令人重：久服黑大豆，令人身重。

② 榆：白榆。瞑（míng）：睡觉。

③ 蠲（juān）：消除。忿：愤怒。

④ 萱（xuān）草：金针花全草。古人以为可以使人忘忧的一种草。

⑤ 薰辛：大蒜。

⑥ 豚鱼：即河豚鱼。不养：不能养人。

⑦ 虱处头而黑：白虱长在头上则渐黑。

⑧ 麝食柏而香：雄麝常食柏叶，生成麝香。

⑨ 颈处险而瘿：生活在山区的人，颈部易生瘿。

⑩ 齿居晋而黄：生活在晋地（今山西一带）的人，牙齿易变黄。

⑪ 蒸性染身：熏陶情志，影响身体。

⑫ 延：鱼肉类的腥膻气味。

⑬ 玄黄：自然界的事物。

⑭ 淫哇：淫邪之声。

⑮ 醴醪（lǐ láo）：酒。鬻（yù）：伤害。

⑯ 殃：损害。平粹（cuì）：宁静纯粹的情绪。

⑰蕞（zuì）尔：小的样子。

（释）（义）

常吃黑大豆会让人身体沉重，过量食用榆皮和榆叶会让人贪睡，合欢可使人消除忿怒，萱草能让人忘记忧愁，这是愚蠢人和聪明人都知道的事情；大蒜多食会伤害眼睛，河豚鱼有毒不能食用，这也是一般人都知道的常识。身上的虱子到了头上就会逐渐变黑，雄麝常食柏叶就能生成麝香；生活在山区的人颈部容易生瘿瘤，居住在秦晋一带的人牙齿容易变黄。由此推广来看，凡是吃的东西，都会熏陶性情、影响身体，没有不相对应的。难道只是吃了黑大豆而影响身体使之沉重就没有什么东西使之轻健、大蒜伤害眼睛使之昏暗就没有什么东西使之明亮、水土熏染牙齿使之变黄松脆就没有什么东西使之洁白坚固、柏叶的香气袭入雄麝使之生成麝香就没有什么东西使之生成臭物吗？

因此神农氏所说："上品药延年益寿、中品药调理情志"，实在是深知养性保命的道理，要依靠药物的辅助养护来达到养生的目的啊！可是世人不清楚这一道理，只贪图五谷，沉溺声色，眼睛被天地间五彩缤纷的事物迷惑，耳朵致力于欣赏淫邪的音乐。美滋厚味煎熬人的脏腑，美酒琼浆烧灼人的肠胃，芬芳之品腐蚀人的骨髓，狂喜暴怒悖乱人的正气，过度思虑损耗人的精神，哀乐不节伤害人宁静纯粹的情绪。身体如此渺小，摧残它的东西不只来自一个方面；容易衰竭的身体，却要内外受敌，身体不是树木石头，怎么能够长久呢？

原文

其自用甚者①，饮食不节，以生百病；好色不倦，以致乏绝；风寒所灾，百毒所伤，中道夭于众难②。世皆知笑悼③，谓之不善持生也！至于措身失理④，亡之于微，积微成损，积损成衰，从衰得白，从白得老，从老得终，闷若无端⑤。中智以下，谓之自然。纵少觉悟，咸叹恨于所遇之初，而不知慎众险于未兆。是由桓侯抱将死之疾⑥，而怒扁鹊之先见，以觉痛之日，为受病之始也。害成于微，而救之于著，故有无功之治；驰骋常人之域，故有一切之寿⑦。仰观俯察，莫不皆然。以多自证，以同自慰，谓天地之理，尽此而已矣。纵闻养生之事，则断以所见，谓之不然；其次狐疑，虽少庶几⑧，莫知所由；其次自力服药，半年一年，劳而未验，志以厌衰，中路复废。或益之以畎浍⑨，而泄之以尾闾⑩，欲坐望显报者；或抑情忍欲，割弃荣愿，而嗜好常在耳目之前，所希在数十年之后，又恐两失，内怀犹豫，心战于内，物诱于外，交赊相倾⑪，如此复败者。

夫至物微妙，可以理知，难以目识。譬犹豫章生七年，然后可觉耳⑫，今以躁竞之心，涉希静之途⑬，意速而事迟，望近而应远，故莫能相终。

夫悠悠者既以未效不求⑭，而求者以不专丧业，偏恃者以不兼无功，追术者以小道自溺。凡若此类，故欲之者万无一能成也！

词语解释

① 自用：自以为是。

② 中道：生命中途。众难：摧残身体的各种

事物。

③ 笑悼（dào）：讥笑哀叹。

④ 措身：置身。

⑤ 闷若无端：迷迷糊糊地不知道衰亡的原因。

⑥ 由：通"犹"，好比。

⑦ 一切：一时、短期。

⑧ 虽少庶几：虽然稍微接近养生。

⑨ 畎浍（quǎn kuài）：田间的小水沟。这里比喻稀少。

⑩ 尾闾（lú）：海水所归的地方。这里比喻消耗多。

⑪ 交：近，此指物质嗜好近。赊（shē）：远，此指养生效验远。相倾：相排斥。

⑫ 豫章生七年，然后可觉：豫、樟二种树，长到七年后才能分辨清楚。

⑬ 希静：指清心寡欲的修养。

⑭ 悠悠：疑虑不定。

（释）（义）

那些过分自以为是的人，饮食不加节制，因而产生百病；好色不知疲倦，因而导致精血亏竭；被风寒等邪气侵袭，被各种毒物伤害，往往半途夭折于各种灾难。世人都知道哀悼他短命，又讥笑他，说他太不会养生。至于保养身体不合理，在细微的地方疏忽，积累细微的疏忽造成损害，积累损害造成正气衰惫，从正气衰惫到头发变白，从头发变白到衰老，从衰老到死亡，却糊里糊涂地不知道其中的原因。智力在中等水平以下的人，认为这是自然规律。纵使稍有醒悟，也只是在患病开始之后叹息悔恨，却不懂得在疾病还没有显示征兆时就小心防范各种危害。这就犹如齐桓侯染上了将死的疾病，却为扁鹊的先见之明而生气一样，把感到了病痛的时候当作患病的开始。病害是在没有显示征兆的时候就已经形成了，却要在病情显著之后救治它，所以会有白费力气的治疗。奔波于常人的世界，只能有短暂的寿命。仰观宇宙天地，俯视万事万物，没有不是这个样子的。用多数人的情况来证实自己的看法，用跟常人同样的寿命来安慰自己，说什么天地之间的道理，都是这样罢了。纵使听到了养生的方法，就用自己的见识评判它，认为它不怎么样；再者则是疑虑重重，即使稍有仰慕之心，却不知道从何入手；又再者是自己努力服用丹药，半年一年之后，劳苦一番却不见有效，心劲因此倦怠而衰退下来，中途又放弃了。有的人补益自己就像用田间小沟的细流去浇地一样，又小又慢，可是耗散起来却像海水流归之处的大水奔泻一样，又多又快，还想坐待明显的好报；有的人压抑性情，强忍欲望，违心割弃了荣华富贵的念头，可是世俗的嗜好却常常萦绕在耳目之前，而期待的养生功效要在数十年之后才能显现出来，既担心失掉眼前的利益，又恐怕失去长远的好处，心中犹豫不决。思想在内不断交争，物欲在外不断诱惑，近前的物欲享受与远期的养生功效相互排斥，这样也要失败的。

养生的道理隐微奥妙，可以从事理上推知，难以用眼睛识别。譬如枕木与樟木，生长七年之后才能区分开来。如果以急躁不安的竞争之心，跨入清心寡欲的修养之路，意图速成但收效缓慢，希望迫切但效应久远，所以没有谁能坚持到底。

对养生疑虑不定的人既然认为养生没有效果，于是就不去追求；然而追求养生的人由于不专心也会丧失成效，片面依靠一种方法的人由于不全面也最终没有建树，只追求养生方术的人由于思路狭窄也会自毁

大业。因为都是像这种种的情况，所以想要享尽天年
的人一万个里边也没有一个能成功的。

原文

善养生者则不然也，清虚静泰 ①，
少私寡欲。知名位之伤德，故忽而不
营，非欲而强禁也；识厚味之害性，故
弃而弗顾，非贪而后抑也。外物以累心
不存 ②，神气以醇泊独著 ③。旷然无忧
患 ④，寂然无思虑 ⑤。又守之以一 ⑥，养
之以和，和理日济，同乎大顺 ⑦。然后
蒸以灵芝，润以醴泉 ⑧，晞以朝阳 ⑨，
绥以五弦 ⑩，无为自得，体妙心玄，忘
欢而后乐足，遗生而后身存 ⑪。若此以

wǎng　　　shù kě yǔ xiàn mén bǐ shòu　　　wáng qiáo zhēng nián

往，庶可与羡门比寿 ⑫，王乔争年 ⑬，

hé wéi qí wú yǒu zāi

何为其无有哉！

（词）（语）（解）（释）

① 清虚静泰：心地清净，行动安和。

② 累心：劳心。

③ 醇泊：淳朴恬静。

④ 旷然：开朗的样子。

⑤ 寂然：心神安静的样子。

⑥ 一：纯一。

⑦ 大顺：指安定境界。

⑧ 醴泉：甘美的泉水。

⑨ 晞（xī）：晒。

⑩ 绥（suí）：车上的绳索，登车时拉手所用。引申为安抚。五弦：泛指音乐。

⑪ 遗生：摆脱生命的牵挂。

⑫ 羡门：即羡门子高，神话人物。

⑬ 王乔：即王子乔，神话人物。

善于养生的人就不是这样了，心境淡泊，行动安和，去除私念，绝少贪欲。懂得名利地位妨害品行，所以漠然视之，不去谋求，并不是思想上贪求而在行动上强行克制；认识到肥甘厚味害人性命，所以抛弃它毫不顾惜，并不是内心贪恋而在行动上勉强压抑。名利地位等身外之物使心性受害所以不留在心中，精神因于淳朴淡泊就能特别饱满。胸襟坦荡而没有忧患，心性宁静而没有思虑。又用纯一之功约束自己，用和谐之气调养自己，二者日日相辅相成，就会在安定的境界统一起来。然后再用灵芝熏蒸身体，用甘泉滋润脏腑，用朝阳沐浴皮肤，用音乐安定神志，清净无为，怡然自得，身体轻健，心胸开阔，忘掉物质享受带来的所谓欢乐就会得到真正的愉快满足，摆脱生命的牵挂反而使身体获得长寿。像这样坚持下去，差不多可以和羡门比长寿，和王子乔比年龄了！为什么说养生没有应有的成效呢？

课外练习

1. 词语解释

妖妄、较（而论之）、涣然流离、嚣（然）、赫然、侵（性）、（颈处）险（而）瘿、（夫）悠悠、累（心不存）、晞（以朝阳）、遗生。

2. 译句

① 而世人不察，惟五谷是见，声色是耽，目惑玄黄，耳务淫哇。

② 若此以往，庶可与美门比寿，王乔争年，何为其无有哉！

3. 背诵原文最后一段。

课外阅读部分

楚惠王吞蛭辨
chǔ huì wáng tūn zhì biàn

东汉·王充
dōng hàn　wáng chōng

原文

楚惠王食寒菹而得蛭①，因遂吞
chǔ huì wáng shí hán zū ér dé zhì　　yīn suì tūn

之②，腹有疾而不能食。令尹问③："王
zhī　　fù yǒu jí ér bù néng shí　　lìng yǐn wèn　　wáng

安得此疾也？"王曰："我食寒菹而得蛭，
ān dé cǐ jí yě　　wáng yuē　　wǒ shí hán zū ér dé zhì

念谴之而不行其罪乎④？是废法而威不立
niàn qiǎn zhī ér bù xíng qí zuì hū　　shì fèi fǎ ér wēi bú lì

也⑤，非所以使国人闻之也；谴而行诛
yě　　fēi suǒ yǐ shǐ guó rén wén zhī yě　　qiǎn ér xíng zhū

乎？则庖厨监食者法皆当死，心又不忍
hū　　zé páo chú jiān shí zhě fǎ jiē dāng sǐ　　xīn yòu bù rěn

也。吾恐左右见之也，因遂吞之。"令尹
yě　　wú kǒng zuǒ yòu jiàn zhī yě　　yīn suì tūn zhī　　lìng yǐn

避席再拜而贺曰⑥："臣闻天道无亲⑦,唯德是辅⑧。王有仁德,天之所奉也,病不为伤。"是夕也,惠王之后而蛭出⑨,及久患心腹之积皆愈⑩。故天之亲德也,可谓不察乎!

曰,此虚言也。

或时惠王吞蛭,蛭偶自出。食生物者无有不死,腹中热也。初吞蛭时未死,而腹中热,蛭动作,故腹中痛。须臾蛭死,腹中痛亦止。蛭之性食血,惠王心腹之积,殆积血也。故食血之虫死,而积血之病愈。犹狸之性食鼠⑪,人有鼠病⑫,吞狸自愈。物类相胜⑬,方药相使也⑭。食蛭虫而病愈,

ān dé guài hū　　　shí shēng wù wú bù sǐ　　sǐ wú bù chū
安得怪乎！食生物无不死，死无不出。

zhī hòu zhì chū　　ān dé yòu hū　　lìng yǐn jiàn huì wáng yǒu bù
之后蛭出，安得祐乎！令尹见惠王有不

rěn zhī dé　　zhī zhì rù fù zhōng bì dāng sǐ chū　　yīn zài
忍之德，知蛭入腹中必当死出，因再

bài　　hè bìng bù wéi shāng　　zhù jǐ zhī lái zhī dé　　yǐ xǐ
拜，贺病不为伤，著己知来之德，以喜

huì wáng zhī xīn ⑮　　shì yǔ zǐ wéi zhī yán xīng xǐ ⑯　　tài
惠王之心⑮，是与子韦之言星徙⑯、太

bǔ zhī yán dì dòng ⑰　　wú yǐ yì yě
卜之言地动⑰，无以异也。

词语解释

① 楚惠王：春秋战国时楚国君主。菹（zū）：腌菜。得：发现。蛭（zhì）：水蛭。

② 因：于是。遂：就。

③ 令尹：楚国最高的官职，掌握全国军政。

④ 念谴之而不行其罪乎：考虑谴责他们，而不治他们的罪吧？

⑤ 废法：废弃法令。威：威望，威信。

⑥ 避席：离座起立，叫作避席。再拜：拜两拜，表示隆重。

⑦ 天道无亲：上天的赏罚不分亲疏。

⑧ 唯德是辅：只保祐有德行的人。

⑨ 后：指大便。

⑩ 积：积聚。

⑪ 狸：俗名野猫。

⑫ 鼠病：指鼠瘘、鼠咬疮等疾病。

⑬ 相胜：互相制约。

⑭ 使：克制。

⑮ 著己知来之德，以喜惠王之心：拿预见的好的结果，来博取楚惠王的欢心。

⑯ 子韦之言星徙：宋景公时，荧惑守心（指火星出现在二十八宿的心宿），景公忧心大祸，问于太史兼司星官子韦，子韦说：您将有灾难，可移于宰相或苍生。景公念及天下苍生，宁可自己受难，也不降祸于人。子韦说：您这些话已感动上天，让荧惑离开心宿，并延长您的寿命。

⑰ 太卜之言地动：齐景公问太卜（掌管占卜的官名）有什么技能。太卜说能使地动。

楚惠王吃凉腌菜时发现有只蚂蟥，于是就吞食了，之后腹部得了病不能吃东西。令尹问安道："君王怎么得这病的？"惠王回答说："我吃凉腌菜发现有只蚂蟥，想如果责备厨师而不治他们的罪呢？这是破坏国家法令而使自己威信建立不起来，不能让国人知道这事情。要责备并惩罚他们呢？那么厨师和管膳食的人按法律都该处死，心又不忍。我害怕左右的人看见，于是就吞食了。"令尹离开自己的座位拜了两拜并恭贺说："我听说上天的赏罚不分亲疏，只保佑有德行的人。君王有仁爱之德，靠天的帮助，此病不会造成伤害。"这天晚上，惠王去大便后排出了蚂蟥，同时病了很久的心腹积块也都痊愈了。所以上天爱护有德行的人，这还不清楚吗？

我说，这是句假话。

或许是惠王吞下蚂蟥，蚂蟥正好被自然排出。人吃了活的东西在肚子里没有不死的，因为腹中是热的。刚吞下的时候，蚂蟥没有死，由于腹中热，蚂蟥翻动起来，所以腹中感觉疼痛。一会儿蚂蟥死了，腹痛也就停止。蚂蟥本性能吸血，惠王心腹的积块，大概是瘀血。所以吸血的虫死了，瘀血的病也就痊愈了。就像野猫本性吃老鼠，人得了鼠瘘等病，吞吃野猫就会自愈一样。物类相互克制，开方配药正是利用它们相克的特点。吃下蚂蟥病痊愈了，这有什么值得奇怪的！人吃了活的东西在肚子里没有不死的，死后没有不被排出的。惠王大便后蚂蟥被排出，怎么能是上天保祐呢！令尹看见惠王有怜悯人的品德，知道蚂蟥进入腹中肯定要死并被排出，于是又叩拜，恭贺惠王得上天保祐，此病不会造成伤害，是要显示自己知道未来的事情，以讨惠王的欢心，这跟子韦说宋景公说了怜惜人的话火星就会移动离开心宿，太卜在齐景公面前吹嘘自己能使地震动，没有什么两样。

课外练习

1. **词语解释**

避席；相胜；著己知来之德，以喜惠王之心。

2. **熟读全文。**

脾胃胜衰论

金·李杲

原文

胃中元气盛，则能食而不伤，过时而不饥。脾胃俱旺，则能食而肥；脾胃俱虚，则不能食而瘦。或少食而肥，虽肥而四肢不举，盖脾实而邪气盛也。又有善食而瘦者，胃伏火邪于气分，则能食，脾虚则肌肉削，即食㑊也①。叔和云：多食亦肌虚，此之谓也。

夫饮食不节则胃病，胃病则气短精神少而生大热，有时而显火上行，独燎其面②，《黄帝针经》云③："面热者，足阳明病。"胃既病，则脾无所禀受。脾为死阴④，不主时也，故亦从而病焉。形体劳役则脾病⑤，脾病则怠惰嗜卧，四肢不收，大便泄泻；脾既病，则其胃不能独行津液，故亦从而病焉。

大抵脾胃虚弱，阳气不能生长，是春夏之令不行，五脏之气不生。脾病则下流乘肾，土克水则骨乏无力，是为骨蚀，令人骨髓空虚，足不能履地，是阴气重叠⑥，此阴盛阳虚之证。大法云：汗之则愈，下之则死。若用辛

gān zhī yào zī wèi　　dāng shēng dāng fú　　shǐ shēng zhǎng zhī
甘之药滋胃，当升当浮，使生长之

qì wàng　　yán qí hàn zhě　　fēi zhèng fā hàn yě　　wéi zhù
气旺。言其汗者，非正发汗也，为助

yáng yě
阳也。

词语解释

① 食㑊（yì）：病名。善食而瘦。

② 燎（liáo）：烧。

③ 《黄帝针经》：指《灵枢经》。

④ 脾为死阴：意为脾不主春夏秋冬四时。

⑤ 劳役：疲劳过度。

⑥ 阴气重叠：脾属太阴，脾病及肾，肾属少阴，故曰阴气重叠。

释义

　　胃中元气旺盛的人，消化功能好，多食脾胃也不会损伤，过了吃饭时间也不觉得饥饿。脾胃功能都很旺盛的人，进食多，身体健壮，肌肉发达结实。脾胃功能都很虚弱的人，吃饭很少而且身体瘦弱；或者吃饭很少反而身体肥胖，虽然肥胖四肢却没有力量，因为脾气壅实、痰湿内盛所致。又有的人食量大身体反而瘦弱，因为胃火内炽、消谷善饥的缘故，火邪内伏，水谷精微不能化生气血，肌肉失于濡养则身体瘦削，这是善食而瘦的病。王叔和说："虽能多食，水谷精微被胃火耗竭，不能营养肌肉，故虚弱。这都是一样的道理。"

饮食没有节制的人，就会发生胃病，胃病而气不足，则气短，神疲乏力，火聚胃腹则身热，面赤而热，像炉火烤一样。《灵枢经》中说："面部发热，是足阳明胃经的病。"胃既病，饮食减退，脾就不能从中吸收水谷，生化之源不足，脾气下陷因而也生病，脾不能主春夏秋冬四时而成为"死阴"。身体疲劳过度则脾病，脾主运化，主肌肉四肢，脾病则倦怠嗜睡，四肢乏力，大便泄泻；脾病了，不能为胃吸收运输津液，胃不能独输津液，因而胃也同时受病。

大抵脾胃虚弱的人，是阳气不能生长，就像自然界春夏之阳不足以滋养万物一样，五脏得不到精微物质营养，不能发挥正常功能活动。脾病阳气亏虚，损及肾阳，因"肾主骨生髓"，脾寒下行克伐肾水，肾虚骨髓空虚，就会出现骨骼疲乏无力，称为"骨蚀"，这能使人骨髓空虚，两足不能立地，脾为至阴，肾为少阴，脾病及肾，阴气重叠，这是阴盛阳虚之证。治疗大法中说：应用辛甘温阳之法以发汗则愈，用苦寒攻下之品以损阳则死。如果使用辛甘的药如人参、黄芪、桂枝等来滋养胃气，助长升浮之气，升发脾阳，使脾胃生长之气旺盛，才能消散下行于肾的阴寒。这里说的发汗不是辛温发汗，而是辛甘助阳。

课外练习

理解原文。

饮食伤脾论

金·李杲

原文

《四十九难》曰："饮食劳倦则伤脾。"又云："饮食自倍，肠胃乃伤[1]。""肠澼为痔[2]。"夫脾者，行胃津液，磨胃中之谷，主五味也。胃既伤，则饮食不化，口不知味，四肢倦困，心腹痞满[3]，兀兀欲吐而恶食[4]，或为飧泄[5]，或为肠澼，此胃伤脾亦伤明矣。大抵伤饮伤食，其治不同。伤饮者，无形

zhī qì yě yí fā hàn lì xiǎo biàn yǐ dǎo qí shī
之气也。宜发汗，利小便，以导其湿。

shāng shí zhě yǒu xíng zhī wù yě qīng zé xiāo huà huò sǔn
伤食者，有形之物也。轻则消化，或损

qí gǔ cǐ zuì wéi miào yě zhòng zé fāng kě tù xià
其谷⑥，此最为妙也，重则方可吐下。

jīn lì shù fāng qū fēn lèi xī yǐ liè yú hòu
今立数方，区分类析，以列于后。

词语解释

①饮食自倍，肠胃乃伤：暴饮暴食，肠胃就会受到损伤。

②肠澼（pì）为痔：即发生泄痢，时间长了会导致直肠瘀滞下脱形成痔疮。

③心腹：胃脘部。

④兀（wù）兀：昏昏沉沉的样子。

⑤飧泄：完谷不化的泄泻。

⑥损其谷：减少饮食。

释义

《难经·四十九难》说："饮食劳倦则伤脾。"《素问·痹论》中又说:"饮食自倍,肠胃乃伤。"即暴饮暴食,超过限量,肠胃功能就会受到损伤。《素问·生气通天论》又说:"肠澼为痔。"即发生泄痢,时间长了会导致直肠瘀滞下脱形成痔疮。脾的功能是为胃运行津液和转输营养物质,还要帮助消磨胃中的水谷,主运化酸、苦、甘、辛、咸五味。脾胃受到损伤功能减弱,就会出现饮食不能消化,口中没有味觉,四肢困倦无力,脘腹痞满不舒,头脑昏昏沉沉,只欲呕吐不愿进食。由于水谷不能运化,有时会出现泄泻,泻出未消化的食物残渣,有时出现下痢不畅,这是胃伤脾亦伤的明证。一般来说,伤饮和伤食的治法不同。伤饮,属于无形之气,应当采用发汗、利小便的办法分销其湿。伤食,属于有形之物,轻证采用助消化的药物,或少进食物即可,这种办法最好,重证方可采用涌吐泻下的方法。今制定了数个方剂,应辨证应用,分别列在后面。

课外练习

1. 词语解释

饮食自倍,肠胃乃伤;飧泄。

2. 理解原文。

不治已病治未病
bú zhì yǐ bìng zhì wèi bìng

yuán · zhū dān xī
元·朱丹溪

原文

与其救疗于有疾之后，不若摄养于
无疾之先①；盖疾成而后药者②，徒劳
而已。是故已病而不治，所以为医家之
法；未病而先治，所以明摄生之理③。
夫如是，则思患而预防之者，何患之
有哉？此圣人不治已病治未病之意也。
尝谓备土以防水也，苟不以闭塞其涓

涓之流④，则滔天之势不能遏⑤；备水以防火也，若不以扑灭其荧荧之光⑥，则燎原之焰不能止。其水火既盛，尚不能止遏，况病之已成，岂能治欤？

故宜夜卧早起于发陈之春⑦，早起夜卧于蕃秀之夏⑧，以之缓形无怒而遂其志，以之食凉食寒而养其阳，圣人春夏治未病者如此。与鸡俱兴于容平之秋⑨，必待日光于闭藏之冬⑩，以之敛神匿志而私其意⑪，以之食温食热而养其阴，圣人秋冬治未病者如此。或曰：见肝之病，先实其脾脏之虚，则木邪不能传；见右颊之赤⑫，先泻其肺经之热，则金邪不能盛，此乃治未病之法。今以顺四时，调养神志，而为治未病者，是何意邪？盖保身长全者，所以为圣人之道；治病十全者，所以为上工术。不治已病治未病之说，著于《四气调神大论》，厥有旨哉⑬！昔黄帝与天师难疑答问之书⑭，未尝不以摄养为先，始论乎《天真》，次论乎《调神》。既以法于阴阳，而继之以调于四气；既曰食饮有节，而又继之以起居有常。

谆谆然以养生为急务者⑮，意欲治未然之病，无使至于已病难图也。厥后秦缓达乎此⑯，见晋侯病在膏肓⑰，语之曰："不可为也。"扁鹊明乎此，视齐侯病至骨髓，断之曰："不可救也。"噫！

xī qí jìn zhī hóu bù zhī zhì wèi bìng zhī lǐ
惜齐晋之侯不知治未病之理。

词语解释

① 摄养：保养。

② 药：治疗。

③ 摄生：养生。

④ 涓涓（juān）：细水缓流的样子。

⑤ 遏（è）：阻止。

⑥ 荧荧（yíng）：微光闪烁的样子。

⑦ 夜卧：晚睡。发陈：万物复苏、植物萌生的景象。

⑧ 蕃秀：繁茂秀美。

⑨ 容平：万物成熟、形态平定的景象。

⑩ 闭藏：阳气内伏、万物潜藏的景象。

⑪ 敛（liǎn）神匿（nì）志：收敛神气，不使发散；蓄藏意志，不使外泄。

⑫ 右颊之赤：右边脸颊发红。

⑬ 厥（jué）：其。

⑭ 天师：黄帝的老师。

⑮ 谆谆（zhūn）：忠谨诚恳。

⑯ 秦缓（qín huǎn）：春秋时秦国良医。

⑰ 膏肓（gāo huāng）：人体部位的名称，膏指心下部分，肓指心脏和横膈膜之间。

释义

与其生病后治疗，不如未病前调养；疾病形成后治疗，只是徒劳而已。病已成而不可治，是为医之法；未病先防，是养生之理。像这样知道未病先防的人，何患之有呢？这就是圣人不治已病治未病的意思呀。曾说准备土石以预防洪水，若不能阻断涓涓细流，则滔天之势不能遏止；准备水以预防火灾，若不能扑灭荧荧小火，则燎原的火焰不能预防。水火盛大尚不能阻挡，何况疾病已形成，怎么能够治疗呢？

所以在万物复苏的春天应当晚睡早起；在枝繁叶茂的夏天应早起晚睡。形体舒缓，志意顺畅，不忧不怒，适当吃点寒凉的食品以制约亢盛之阳，这就是圣人春夏治未病的方法。在万物成熟的秋天，夜里早睡，鸡鸣即起；在万物闭藏的冬天，夜里早睡，日出方起。收敛神气，隐藏意志，爱惜精神，适当吃些温热的食品而抵挡寒气，这就是圣人秋冬治未病的方法。有人说：见肝之病，因木能克土，先健脾补虚，则肝病不能传脾；见右颊赤红，泻肺经之热，则肺热不能亢盛，这是治未病、既病防变的办法。现在以顺应四时、调养精神作为治未病的方法，是什么意思呢？保养身体，长期健康，是圣人的养生之道；治病周全，彻底治愈，是上等医生的医术。不治已病治未病的言论写在《四气调神大论》中，这是很有意义的。往日黄帝与岐伯问答的书即《黄帝内经》，未尝不以养生为先，开始是《上古天真论》，接着是《四气调神大论》。既要效法天地阴阳，也要顺应四时气候变化；既要饮食有节制，也要起居有规律。

谆谆教导我们要以养生为急务，要想到未病先防，不使病成难治。此后良医秦缓知道这个道理，见晋侯病入膏肓，对他说："不可治了。"扁鹊明白这个道理，看齐侯病到了骨髓，判断说："没有救了。"唉！可惜齐侯、晋侯不懂得未病先防的道理呀。

课外练习

1. 译句

① 故宜夜卧早起于发陈之春，早起夜卧于蕃秀之夏，以之缓形无怒而遂其志，以之食凉食寒而养其阳，圣人春夏治未病者如此。

② 与鸡俱兴于容平之秋，必待日光于闭藏之冬，以之敛神匿志而私其意，以之食温食热而养其阴，圣人秋冬治未病者如此。

2. 熟读原文。

秋燥论

清·喻嘉言

原文

喻昌曰：燥之与湿，有霄壤之殊①。燥者，天之气也；湿者，地之气也。水流湿，火就燥②，各从其类③，此胜彼负，两不相谋④。春月地气动而湿胜，斯草木畅茂；秋月天气肃而燥胜⑤，斯草木黄落。故春分以后之湿，秋分以后之燥，各司其政⑥。今指秋月之燥

wéi shī shì bì zhǐ xià yuè zhī rè wéi hán rán hòu kě nài
为湿⑦，是必指夏月之热为寒然后可。奈
hé nèi jīng bìng jī yī shí jiǔ tiáo dú yí zào qì tā fán
何《内经》病机一十九条独遗燥气？他凡
qiū shāng yú zào jiē wèi qiū shāng yú shī lì dài zhū xián
秋伤于燥⑧，皆谓秋伤于湿。历代诸贤，
suí wén zuò jiě fú chá qí é chāng tè zhèng zhī
随文作解，弗察其讹⑨。昌特正之。

词语解释

①霄壤（rǎng）：指天上地下。殊（shū）：不同。

②就：趋向。

③从：顺。

④谋：合。

⑤肃：肃杀，劲急。

⑥司：主管。政：政令。此指时令。

⑦今：如果。

⑧他：别的。

⑨讹（é）：错误。

释义

喻昌说：燥气与湿气有着天上地下的差别。燥气是属于天的气，湿气是属于地的气。水流向湿处，火靠近燥处，各自顺应它的同类，这边胜那边就败，两者不会相合。春季三个月地气发动故而湿气盛，这才草木畅达茂盛；秋季三个月天气肃杀故而燥气盛，这才草木发黄落叶。所以春分以后的湿气，秋分以后的燥气，各自主管其时令。现在指着秋天的燥气说成是湿气，这必然是指着夏天的热说成是寒然后才可以成立。奈何《内经》中的病机一十九条独遗了燥气？其他凡是秋天被燥气伤害的，都说成是秋天被湿气所伤害。历代的众位贤人，也都随着经文作解释，没有觉察它的讹误。喻昌我特地纠正它。

原文

大意谓春伤于风，夏伤于暑，长夏伤于湿，秋伤于燥，冬伤于寒，觉六气配四时之旨，与五运不相背戾^①，而千古之大疑始一抉也^②。然则，秋燥可无论乎？夫秋不遽燥也。大热之后，继以凉生，凉生而热解，渐至大凉，而燥令乃行焉。经谓阳明所至，始为燥，终为凉者，亦误文也。岂有新秋月华露湛③，星润渊澄④，天香遍野⑤，万宝垂实⑥，归之燥政，迨至山空月小，水落石出，天降繁霜，地凝白卤⑦，一往坚急劲切之化⑧，反谓凉生，不谓燥乎？或者疑燥从火化，故先燥而后凉，此非理也。

词语解释

① 背戾（lì）：违背。

② 抉：揭示。

③ 月华露湛（zhàn）：月明露浓。

④ 星润渊澄：星光润泽，深渊清澈。

⑤ 天香：花草之香气。

⑥ 万宝垂实：各种草木果实累累。

⑦ 白卤：盐碱地上凝结的白色卤碱。

⑧ 一往：一概。

释义

大意是说应当是春季被风邪伤害，夏季被暑邪伤害，长夏被湿邪伤害，秋季被燥邪伤害，冬季被寒邪伤害，这样才觉得六气和五行相配的旨意，与五运六气的理论不相违背，因而千年以来的大疑惑方才得到揭示。既然如此，那么秋季的燥气能不讨论吗？秋季不是迅速地变燥的。大热之后，接着是凉气产生，凉气产生以后大热解除，逐渐到了大凉，这时的燥气时令通行开来。《内经》说的"阳明燥金之气来到的时候，开始是燥气，最终是凉气"，大概是文字错误。哪有刚入秋季，月亮光华，露水浓重，星光润泽，渊水澄清，花香遍野，各种草木果实累累，把它归属于燥气当令呢？等到山高空远，圆月变小，山洪退落，底石露出，天降浓霜，大地凝结白碱，一切都是急剧迅猛变化的暮秋景象，反而说成是从凉气产生，而不认为是燥气行令呢？有的人怀疑燥气是从夏季火气产生的，所以先是燥气而后是凉气，这不合乎道理。

原文

深乎！深乎！上古《脉要》曰①："春不沉，夏不弦，秋不数，冬不涩，是谓四塞。"谓脉之从四时者，不循序渐进，则四塞而不通也②。所以春、夏、秋、冬孟月之脉③，仍循冬、春、夏、秋季月之常④，不改其度。俟二分二至以后⑤，始转而从本令之王气⑥，乃为平人顺脉也。故天道春不分不温⑦，夏不至不热，自然之运，悠久无疆。使在

rén zhī mài　　fāng chūn jí yǐ xián yìng　　fāng xià jí yǐ shù

人 之 脉 ， 方 春 即 以 弦 应 ， 方 夏 即 以 数

yìng　　zào cù suǒ jiā ⑧　　bù sān shí ér suì dù zhōng yǐ ⑨

应 ， 躁 促 所 加 ⑧ ， 不 三 时 而 岁 度 终 矣 ⑨ ，

qí néng cháng shì hū

其 能 长 世 乎？

词语解释

① 脉要：古书名。已佚。

② 四塞：四时之气闭塞不通。

③ 孟月：农历每季第一个月。

④ 季月：农历每季末一个月。

⑤ 二分：春分、秋分。二至：夏至、冬至。

⑥ 王（wàng）气：主气。

⑦ 天道：自然规律。

⑧ 躁促：急躁仓促。

⑨ 三时：三季。岁度：年度。

释义

精微啊！精微啊！上古《脉要》中说："春季的脉象不带沉脉之象，夏季的脉象不带弦脉之象，秋季的脉

象不带数脉之象，冬季的脉象不带涩脉之象，这叫作四时之气闭塞不通。"说的是脉象当顺从四时的变化，如果不循着次序逐渐前进，就会出现四时之气闭塞不通的情况。因此春、夏、秋、冬每季中第一个月的脉象，仍然遵循着冬、春、夏、秋每季中最后一个月的脉象常规，不改变它们的通常法度。等到春分、秋分、夏至、冬至以后，才转过来依从本季时令的主气，这才是正常人的平顺脉象。所以天气的规律是春季不到春分便不温暖，夏季不到夏至便不炎热，大自然的运转悠远没有尽头。假使在人的脉象，刚入春季便有弦脉相应，刚入夏季便有数脉相应，这么急躁仓促超越时令，不用三个季节便过完了一年，难道能长久吗？

原文

即是推之，秋月之所以忌数脉者，以其新秋为燥所胜，故忌之也。若不病之人，新秋而脉带微数，乃天真之脉①，何反忌之耶？且夫始为燥，终为凉，凉已即当寒矣，何至十月而反温耶？凉已反温，失时之序，天道不几顿乎②！不知十月之温，不从凉转，正从燥生。盖金位之下③，火气承之④，以故初冬常温，其脉之应，仍从乎金之涩耳。由涩而沉，其涩也，为生水之金⑤；其沉也，即为水中之金矣⑥。珠辉玉映，伤燥云乎哉！

词语解释

① 天真之脉：自然、正常的脉象。

② 顿：停顿。

③ 金位：主秋令之燥金。

④ 承：承制。

⑤ 生水之金：五行相生，金生水。秋为金，故曰生水之金。

⑥ 水中之金：冬为水，其脉沉，故曰水中之金。

释义

　　按照这个道理推论，秋季忌讳数脉的原因，是因为病人初秋被燥邪伤害，所以忌见数脉。如果没有病的人，刚入秋季脉象略微带有数脉之象，则是自然的脉象，为什么反而忌讳呢？况且，如果开始是燥气，最终是凉气，那么凉之后应当是寒了，为什么到了十月反而温暖呢？凉罢反而温暖，不合时序的运行，天气的规律变化不是几乎停顿了吗！岂不知十月的温暖不是从凉气转生的，正是从燥气产生的。因为金气的位置之下是火气承制着，因此初冬常常是温暖的，它在脉象上反应，仍然是依从秋季的涩脉罢了。从涩脉渐到沉脉，它的涩脉是反映正在生水的金，它的沉脉是反映已经沉入水底的金了。初秋的珠玉辉映的一派景象，能说是被燥气伤害吗！

原文

　　然^{rán}新^{xīn}秋^{qiū}之^{zhī}凉^{liáng}，方^{fāng}以^{yǐ}却^{què}暑^{shǔ}也^{yě}①，而^{ér}夏^{xià}月^{yuè}所^{suǒ}受^{shòu}暑^{shǔ}邪^{xié}，即^{jí}从^{cóng}凉^{liáng}发^{fā}。经^{jīng}云^{yún}："当^{dāng}暑^{shǔ}

汗不出者，秋成风疟。"举一疟，而凡当风取凉，以水灌汗，乃至不复汗而伤其内者，病发皆当如疟之例治之矣②。其内伤生冷成滞下者，并可从疟而比例矣③。以其原来皆暑湿之邪，外内所主虽不同，同从秋风发之耳。若夫深秋燥金主病，则大异焉。经曰："燥胜则干。"夫干之为害，非遽赤地千里也④。有干于外而皮肤皴揭者⑤，有干于内而精血枯涸者，有干于津液而荣卫气衰⑥、肉烁而皮著于骨者⑦，随其大经小络，所属上下中外前后，各为病所。燥之所胜，亦云熯矣⑧。

词语解释

① 却：退。

② 如：依照。

③ 比例：类推。

④ 赤地：寸草不生的土地。

⑤ 皴（cūn）揭：皮肤皲裂。

⑥ 荣：营气。

⑦ 烁：同"铄"，消损。

⑧ 熯（hàn）：干燥。

释义

　　然而初秋的凉气，正是用来退去暑热，而夏季所感受的暑邪，就乘凉气而发病。《内经》说："在夏天汗不得外出，到秋季便患风疟。"举一个疟疾作例子，因而凡是当风纳凉，用凉水浇汗，于是造成不再出汗而使内脏受伤的，发病时都应该按照疟疾例子来治疗了。那些体内被生冷伤害造成积滞泻下的病人，都可以依从疟疾的方法来类推治疗。因为它们的病源都是暑湿病邪，内外主病虽然有不同，但都是从秋风引发的。至于秋分以后燥金当令所致疾病就大不相同了。《内经》说："燥气太盛就津液干涸。"津液干涸造成的危害，并非立即千里大地寸草不生。有在外表干枯而使皮肤皲裂的，有在内里干枯而使精血干涸的，有在津液干枯而使营气卫气衰弱、肌肉消瘦而皮包骨的，随着患者的大经小脉所相连的上、下、内、外、前、后各个部位都可成病之所在。可见燥邪偏胜也可以说是够燥烈的了！

原文

zhì suǒ shāng zé gèng lì   zào jīn suǒ shāng   běn cuī
至所伤则更厉。燥金所伤，本摧

gān mù   shèn zé zì qiāng fèi jīn   gài fèi jīn zhǔ qì   ér
肝木，甚则自戕肺金。盖肺金主气，而

zhì jié xíng yān   cǐ wéi tǔ shēng zhī jīn ①   jiān gāng bù
治节行焉。此惟土生之金①，坚刚不

náo   gù néng shēng shā zì yóu ②   jì gāng bù wěn   ruò bìng
挠，故能生杀自由②，纪纲不紊。若病

qǐ yú qiū ér shāng qí zào   jīn shòu huǒ xíng   huà gāng wéi
起于秋而伤其燥，金受火刑，化刚为

róu   fāng yuán qiě suí xíng zhí ③   yù réng qīng sù zhī jiù ④
柔，方圆且随型埴③，欲仍清肃之旧④，

其可得耶？经谓"咳不止而白血出者死⑤"。白血，谓色浅红而似肉似肺者。非肺金自削，何以有此？试观草木菁英可掬⑥，一乘金气，忽焉改容，焦其上首，而燥气先伤上焦华盖⑦，岂不明耶？详此则病机之"诸气膹郁⑧，皆属于肺""诸痿喘呕，皆属于上"二条，明指燥病言矣。《生气通天论》谓"秋伤于燥，上逆而咳，发为痿厥"。燥病之要，一言而终，与病机二条，适相吻合。只以误传"伤燥"为"伤湿"，解者竟指"燥病"为"湿病"，遂至经旨不明。今一论之，而燥病之机，了无余义矣⑨。其"左胠胁痛⑩，不能转侧，嗌

gān miàn chén
干面尘⑪，shēn wú gāo zé身无膏泽，zú wài fǎn rè足外反热，yāo tòng腰痛，

jīng hài惊骇，jīn luán筋挛，zhàng fu tuí shàn丈夫癞疝，fù rén shào fù tòng妇人少腹痛，

mù mèi zì chuāng目眛眦疮⑫"，zé zào bìng zhī běn yú gān则燥病之本于肝，ér sǎn jiàn而散见

bù yī zhě yě不一者也。

词语解释

① 惟：由于。

② 故：所以。

③ 型埴（zhí）：铸造器物所用之土模。

④ 仍：保持。

⑤ 白血：指肺血。

⑥ 菁（jīng）英：精华。可掬（jū）：可用双手捧取。

⑦ 华盖：指肺。

⑧ 膹（fèn）郁：满闷。

⑨ 了：完全。

⑩ 胠：腋下胁上的部位。

⑪ 面尘：面色灰暗。

⑫ 眦：上下眼睑的结合处。

至于它造成的伤害就更厉害了。燥邪所伤害的，本来只是损伤肝脏，太甚就会自伤肺金。因为肺主气，治理调节由此而行。这是由于脾土所生的肺金之气，坚硬刚强不折不挠，不易受损，所以才能生杀自主，法度不乱。如果疾病生在秋季而被燥邪伤害，肺金受到燥火的克伐，就会变刚强为柔软，就像器物一样，方圆的形状就将随着铸造器物的土模而变化，想要保持燥金清肃的原有功能，怎么可以得到呢？《内经》说的"咳嗽不止而吐出白血的是死证"，白血，说的是颜色浅红好似肉好似肺的东西。如果不是肺金自伤，为什么会有这东西呢？试看草木青翠繁茂，一旦蒙受金秋肃杀之气，就忽然改变了容貌，首先焦枯它的上面，燥气首先伤害上焦的肺，难道不是很明白的吗？详细领悟这个道理，那么《内经》病机十九条中的"各种气机不利，出现喘急满闷的症状，都与肺的病变有关""各种痿证、喘逆、呕吐的病证，都属于上焦的病变"，这两条明明就是针对燥病来说的。《素问·生气通天论》中说："秋季被燥邪伤害，肺气上逆咳嗽，发作成痿厥之证"，燥病要领，这一句话就说透彻了，这与上面病机的两条，正好相吻合。只是因为把"伤燥"错误地传写为"伤湿"，历代注解的人竞相把"燥病"认为是"湿病"，于是就造成经文的旨意不明确了。现在这样一论述它，就使燥病的机制完全清楚明白了。其中"左侧胁肋疼痛，不能转身，咽干，面如土色，身体干枯没有光泽，足外部反而发热，腰痛，惊悸，抽筋，男人癫疝，女子少腹痛，眼睛昏暗，眼角生疮疡"等证，则是燥病以肝为本，而又散见不一的情况。

原 文

《内经》燥淫所胜，其主治必以苦温者，用火之气味而制其胜也 ①。其佐以或酸或辛者，临病制宜，宜补则佐酸，宜泻则佐辛也。其下之亦以苦温者，如清甚生寒，留而不去，则不当用寒下，宜以苦温下之。即气有余，亦但以辛泻之，不以寒也。要知金性畏热，燥复畏寒。有宜用平寒而佐以苦甘者，必以冷热和平为方，制乃尽善也②。又六气凡见下承之气③，方制即宜少变。如金位之下，火气承之，则苦温之属宜减，恐其以火济火也。即用下，亦当变苦温而从寒下也。此《内经》治燥淫之旨，可赞一辞者也。至于肺气膹郁，痿喘呕咳，皆伤燥之遽病，又非制胜一法所能理也。兹并入燥门，细商良治，学者精心求之，罔不获矣。若但以润治燥，不求病情，不适病所，犹未免涉于粗疏耳。

词语解释

① 制其胜：利用六气相互关系制服病邪。

② 制：方药组成之法度。

③ 见：同"现"，出现。

释义

《内经》中治疗燥气太过的病证，它的主治药物一定要用苦温药物，是用火的气味来制服燥邪的偏亢。它的辅助药物或用酸味或用辛味的原因，是临床根据疾病具体情况而适当用药，适宜补的就辅助以酸味药，适宜泻的就辅助以辛味药。其中有泻下也用苦温药物的原因，是如果清凉药物泻下太过便生寒邪，寒邪留而不去，就不应当再用寒凉药物泻下，而应当用苦温药物泻下。即使是邪气有余，也只用辛味药物泻下，而不用寒凉药物。要知道金的性质是怕热，而燥病又怕寒。有适宜用平和寒性药物而用苦甘味药物佐助的病人，一定要用寒热平和的药物组方，方药的法度才完善。另外，六气之中凡是出现有承制之气的，方剂配伍就应当稍加变动。例如金气之后有火气相承制，那么见到火气，方剂中苦温的药物便应当减少，恐怕它用火助火。即使用泻下法，也应当改变苦温药物而用寒凉药物泻下。这是《内经》治疗燥气太过的主旨，是可以赞颂的。至于肺气上逆满闷、痿证、喘急、呕吐、咳嗽，都是被燥邪伤害的重病，这又不是单凭五行生克一种方法所能治疗的。这些都合并到燥邪一门中，详细商讨好的治法，学医的人细心探求，没有得不到收获的。如果只用滋润法来治疗燥病，不探求病情，不到达病处，还是避免不了流于粗疏。

课外练习

1.词语解释

霄壤、就（燥）、司（其政）、（始一）抉、一往、二分、二至、却（暑）、比例、惟（土生之金）、华盖、了（无余义）。

2.译句

①燥之与湿，有霄壤之殊。燥者，天之气也；湿者，地之气也。水流湿，火就燥，各从其类，此胜彼

负，两不相谋。

②大意谓春伤于风，夏伤于暑，长夏伤于湿，秋伤于燥，冬伤于寒，觉六气配四时之旨，与五运不相背戾，而千古之大疑始一抉也。

3.理解文中从哪几个方面论述秋燥？

《温热论》节选

清·叶天士

原文

温邪上受①，首先犯肺，逆传心包。

肺主气属卫，心主血属营，辨营卫气血虽

与伤寒同，若论治法则与伤寒大异也。

词语解释

① 上受：指邪气侵入人体的上部。

释义

　　温邪为性质属热的邪气，其侵入人体多从口鼻而入，首先侵犯手太阴肺经，继之可"逆传"手厥阴心包。肺主一身之气，以宣布卫气，防御外邪，故"肺主气属卫"；心主一身之血，并与营气相通，以运行营血，濡养周身，故"心主血属营"。温病与伤寒，在对人体损害方面，都会影响人体营卫气血的正常活动，出现浅深轻重不同的病变，此即二者的相同之处。但温病与伤寒，一为温邪，一为寒邪，因此二者的治法截然不同。

原文

dà fán kàn fǎ　　wèi zhī hòu fāng yán qì　　yíng zhī hòu
大凡看法，卫之后方言气，营之后

fāng yán xuè　　zài wèi hàn zhī kě yě ①　　dào qì cái kě qīng
方言血。在卫汗之可也①，到气才可清

qì ②　　rù yíng yóu kě tòu rè zhuǎn qì ③　　rú xī jiǎo
气②，入营犹可透热转气③，如犀角、

xuán shēn　　líng yáng jiǎo děng wù　　rù xuè jiù kǒng hào xuè dòng
玄参、羚羊角等物，入血就恐耗血动

血，直须凉血散血④，如生地、丹皮、阿胶、赤芍等物。否则前后不循缓急之法⑤，虑其动手便错，反致慌张矣。

词语解释

① 汗：指"汗法"。

② 清气：用辛寒、苦寒药物，清解气分的邪热。

③ 透热转气：即在清泄营分热毒的主药中，加入轻清宣透之品，使营分热邪转到气分而解。

④ 凉血散血：指清泄血分热邪，兼活血化瘀。

⑤ 缓急之法：抓住主要矛盾，急的、主要的先治，而缓的、次要的后治。

释义

一般情况下，卫分证之后是气分证，营分证之后是血分证。温病初起，邪气往往先侵袭肺卫，出现发热，微恶风寒，头痛，无汗或少汗，口微渴，或有咳嗽等症状。"在卫汗之可也"，指邪在卫分，宜用汗法，用辛凉药物,使邪从表解,不可早投清里之剂,以免阻遏气机,使邪不得外透。若邪气传入气分,可出现热势壮盛,不恶寒,汗多,渴喜冷饮,尿赤等症状。"到气才可清气",指出现气分证才可用清轻宣气、辛寒清气、苦寒泻火等清气之法治疗。若进一步发展可深入营分,耗伤营阴,影响心之神明,出现身热夜甚,口干,心烦不寐,时有谵语,斑疹隐隐等症状。"入营犹可透热转气",仍强调透热外出的重要性。因为温邪虽由气分传入营分,但并未深入血分,尚有转出气分而解的可能,治疗时仍应设法,透热外出,犀角、玄参、羚羊角等物是清营养阴的主药,合用轻清透邪之品如双花、连翘、竹叶等使营分热邪转到气分而解。若病邪在营分不解,可深入血分,引起血热亢盛,动血耗血,出现身热灼手,躁扰不安,甚或神昏谵狂,吐血、便血、尿血,斑疹密布,舌质深绛等症状。"入血就恐耗血动血,直须凉血散血",既指出了血分证的病机特点,又强调了血分证的治疗关键。所谓"耗血",主要指热邪耗伤血中津液,导致血液黏滞,运行障碍;所谓"动血",主要指邪热灼伤血络,迫血妄行,导致各种出血。热入血分,病位最深,治疗"直须凉血散血"，将凉血止血药与活血散瘀药、养阴生津药配合，使凉血止血而不留瘀，活血散瘀而不动血，如生地、丹皮、阿胶、赤芍等是常用药物。如果不根据温病不同阶段遵循相应治法，动手便错，反而会引起慌张了。

原文

且吾吴湿邪害人最广①，如面色白者，须要顾其阳气，湿盛则阳微也，法应清凉，然到十分之六七，既不可过于寒凉，恐成功反弃，何以故耶？湿热一去，阳亦衰微也；面色苍者，须要顾其津液，清凉到十分之六七，往往热减身寒者，不可就云虚寒而投补剂，恐炉烟虽熄，灰中有火也，须细察精详，方少少与之，慎不可直率而往也②。又有

jiǔ kè lǐ shī sù shèng ③ wài xié rù lǐ lǐ shī wéi hé
酒客里湿素盛③，外邪入里，里湿为合。

zài yáng wàng zhī qū wèi shī héng duō ④ zài yīn shèng zhī
在阳旺之躯，胃湿恒多④；在阴盛之

tǐ pí shī yì bù shǎo rán qí huà rè zé yī rè bìng
体，脾湿亦不少，然其化热则一。热病

jiù yīn yóu yì tōng yáng zuì nán jiù yīn bú zài xuè ér
救阴犹易，通阳最难，救阴不在血，而

zài jīn yǔ hàn tōng yáng bú zài wēn ér zài lì xiǎo biàn
在津与汗，通阳不在温，而在利小便，

rán jiào zhī zá zhèng zé yǒu bù tóng yǐ
然较之杂证，则有不同矣。

词语解释

① 吴：地区名，现在的苏州附近。

② 直率而往：指粗疏草率、不详细追究而随便用药。

③ 酒客：嗜好饮酒的人。

④ 胃湿：湿热侧重于胃。

释义

我们江苏这地方，湿邪害人最广。面白无华之人，素体阳气不足，感受湿邪后，阳气更加衰微，治疗时要时时顾护阳气。湿热之证，当用清凉之剂，但不应太过，清至十分之六七即可。若过于寒凉，恐重伤阳气，加重阳衰，前功尽弃。这是为什么呢？

湿热一清除，阳气也虚弱了；面色青苍之人，多为阴虚火旺之体，感受湿热之邪，容易化火伤阴，治疗中注意顾护津液，除热务尽。清凉到十分之六七，患者热减身凉，不可当作虚寒而妄投温补之剂，恐怕炉烟虽熄，灰中有火，温补使死灰复燃。需仔细诊查，若确属阳虚者，才可小剂量稍加温补，不可粗疏草率、不详细追究而随便用药。

"酒为湿热之最"，平素嗜酒的人，体内湿热素盛，复感外湿，内外合邪。脾胃阳气盛，湿从热化，表现为阳明胃的热重于湿证。脾胃阳虚之人，湿从寒化，出现太阴脾的湿重于热证。然而病久化热化燥，二者则是统一的。

温热病的治疗易于湿热病的治疗。温热病的病因是温邪，其性质属阳，易耗伤津液，治疗以清热保津为基本原则，阴生则热退，热退则阴自复。故叶氏曰"热病救阴犹易"。湿热性温病因有湿邪，湿性黏腻，缠绵难解，且容易阻遏阳气。治疗当用通阳之法。湿为阴邪，热为阳邪，治湿多用温药，却有助热之弊；治热多用寒药，却有助湿之嫌，故"通阳最难"。

温热病中滋阴的目的主要是顾护人体津液和补充阴液之耗损，不同于杂病中用滋补阴血法治疗阴虚、血虚证。湿热病使用通阳的目的是运用化气利湿法通利小便，可使弥漫三焦之湿邪得以从小便去，热邪也随之外透，达到气通湿去热退的目的，不同于内伤杂证用温热药物温补阳气。此即"救阴不在血，而在津与汗，通阳不在温，而在利小便"。这就是温病与内伤杂病治疗的区别。

课外练习

1. 译句

① 温邪上受，首先犯肺，逆传心包。肺主气属卫，心主血属营，辨营卫气血虽与伤寒同，若论治法则与伤寒大异也。

② 热病救阴犹易，通阳最难，救阴不在血，而在津与汗，通阳不在温，而在利小便。

2. 背诵第二段。

用药如用兵论

清·徐大椿

原文

圣人之所以全民生也①，五谷为养②，五果为助③，五畜为益④，五菜为充⑤，而毒药则以之攻邪。故虽甘草、人参，误用致害，皆毒药之类也。古人好服食者⑥，必生奇疾，犹之好战胜者，必有奇殃。是故兵之设也以除暴⑦，不得已而后兴⑧；药之设也以攻

^{jí} ^{yì} ^{bù} ^{dé} ^{yǐ} ^{ér} ^{hòu yòng} ^{qí dào tóng yě}
疾，亦不得已而后用，其道同也。

词语解释

① 全：保全。

② 五谷：指麦、黍、稷、稻、菽。此指一切谷物。

③ 五果：指枣、李、栗、杏、桃。此指一切果品。

④ 五畜：牛、羊、豕（shǐ）、犬、鸡。此指一切牲畜。

⑤ 五菜：葵、韭、薤（xiè）、葱、藿。此指一切蔬菜。

⑥ 古人好服食者：古代爱好服食丹药的人。

⑦ 暴：暴动。

⑧ 兴：运用。

释义

　　圣人用来保全人民生命的方法是，把谷物作为营养，果品作为辅助，牲畜作为补益，蔬菜作为充养，而药物就用它来攻邪祛病。所以即使甘草、人参，错误地使用也会导致祸害，都是毒药这一类的。爱好服食丹药的古人，必然产生重病，就像爱好作战逞胜的人，一定有大的祸患。因此建立军队是用来除害的，不得已然后才动用；设置药物是用来治病的，也是不得已后才使用。其中的道理是相同的。

原文

gù bìng zhī wéi huàn yě　　xiǎo zé hào jīng　　dà zé
故病之为患也，小则耗精，大则

shāng mìng　　yǐn rán yī dí guó yě　　yǐ cǎo mù piān xìng ①
伤命，隐然一敌国也。以草木偏性①，

gōng zàng fǔ zhī piān shèng　　bì néng zhī bǐ zhī jǐ ②　　duō fāng
攻脏腑之偏胜，必能知彼知己②，多方

yǐ zhì zhī ③　　ér hòu wú sàng shēn yǔn mìng zhī yōu　　shì gù
以制之③，而后无丧身殒命之忧。是故

chuán jīng zhī xié ④　　ér xiān duó qí wèi zhì　　zé suǒ yǐ duàn
传经之邪④，而先夺其未至，则所以断

dí zhī yào dào yě　　hèng bào zhī jí　　ér jí bǎo qí wèi bìng
敌之要道也。横暴之疾，而急保其未病，

zé suǒ yǐ shǒu wǒ zhī yán jiāng yě ⑤　　jiá sù shí ér bìng
则所以守我之岩疆也⑤。挟宿食而病

zhě ⑥　　xiān chú qí shí　　zé dí zhī zī liáng yǐ fén　　hé
者⑥，先除其食，则敌之资粮已焚。合

jiù jí ér fā zhě　　bì fáng qí bìng ⑦　　zé dí zhī nèi yìng
旧疾而发者，必防其并⑦，则敌之内应

jì jué　　biàn jīng luò ér wú fàn yòng zhī yào　　cǐ zhī wèi xiàng
既绝。辨经络而无泛用之药，此之谓向

dǎo zhī shī ⑧。因寒热而有反用之方 ⑨，此

zhī wèi xíng jiàn zhī shù ⑩。一病而分治之，则用

guǎ kě yǐ shèng zhòng ⑪，使前后不相救，而势

zì shuāi 自衰。数病而合治之，则并力捣其中

jiān ⑫，使离散无所统 ⑬，而众悉溃。病

fāng jìn 方进，则不治其太甚，固守元气，所以

lǎo qí shī ⑭。病方衰，则必穷其所之 ⑮，

gèng yì jīng ruì 更益精锐，所以捣其穴。

词语解释

① 草木之偏性：药物寒热温凉的偏性。

② 彼：脏腑之偏胜。己：草木之偏性。

③ 制：制约。

④ 传经：指疾病按照六经传变。

⑤ 岩疆：险峻的疆域。

⑥ 挟：夹带。宿食：积食。

⑦并（bìng）：新病旧疾合并在一起。

⑧向导之师：作战时的先头侦察军队。

⑨反用之方：反治的方法。

⑩术：方法。

⑪寡：少。

⑫并力：集中兵力。

⑬使：致使（病邪）。

⑭老其师：使敌方的军队疲惫。

⑮穷：穷追。所之：所到的地方。

释义

　　疾病造成的祸患，小病就耗损人的正气，大病就伤害人的生命，严重的像敌对的国家一样。用药物的不同性味，攻治脏腑的功能偏失，如果能掌握脏腑功能的偏失，又掌握药物的性味，用多种方法制止病邪，然后才没有丧失生命的忧虑。因此对循着六经传变的病邪，就首先夺取它尚未到达之处，这是切断敌人必经要道的方法。对来势迅猛的病邪，就迅速保护未受邪气侵袭的部位，这就是坚守自己险要疆土的方法。对挟带积食而发病的，首先除去其积食，就好像是敌人的物资粮食已经烧毁。对合并旧疾而发作的病，一定要防止新旧病邪同时发作，就像是敌方的内应已经断绝。辨明疾病的所在就不会泛泛地应用药物，这叫作引路的军队。根据疾病的寒热就有了反治的方法，这就是离间敌人的方法。一种疾病如果分开治疗它们，那么用少的药物就可以战胜众多的病邪，使它们前后不能互相救应，病势就会自然衰退。几种病如果同时治疗，那么就集中药物攻治主要的病邪，使病邪各自分散没有统帅，那么病邪就全部崩溃。病势正在进展，治疗它就不宜太过，应坚守正气，这是使敌人疲惫的方法。病势正在衰退，就一定穷追到病邪到达之处，再增加些精锐的药物，这是摧毁敌人巢穴的方法。

原文

若夫虚邪之体①，攻不可过；本和平之药，而以峻药补之。衰敝之日②，

不可穷民力也 ③。实邪之伤，攻不可缓；用峻厉之药，而以常药和之。富强之国，可以振威武也。然而，选材必当 ④，器械必良，克期不愆 ⑤，布阵有方 ⑥，此又不可更仆数也 ⑦。孙武子十三篇，治病之法尽之矣。

词语解释

① 若夫：至于。

② 衰：衰弱。敝：困乏。

③ 穷：用尽。

④ 选材：选择有才能的人。

⑤ 克期不愆（qiān）：限定期限，不得延误。

⑥ 阵：原指摆开阵势。此指方剂配伍。方：规律。

⑦ 不可更仆（pú）数：事物极多，数不胜数。

至于邪气伤身而正气已虚的人，攻治不可太过，应以性味平和的药物为主，而用性味猛烈的药物辅助它；好比衰败贫困的时候，不可用尽人民的财力。对于邪气伤身而正气未虚的人，攻治不可轻缓，应运用性味猛烈的药物为主，而用性味平和的药物调和它。好比富裕强盛的国家，可以振兴军威武力。虽然这样，但是选才一定要恰当，器具必须要精良，限定日期，不得延误，排列阵势要有规律，这些道理是数不胜数的。《孙子兵法》一书，治病的方法全部包括在里面了。

课外练习

1. 词语解释

（除）暴、（而后）兴、岩疆、（其）并、反用之方、（则必）穷、选材、克期不愆、不可更仆数。

2. 译句

选材必当，器械必良，克期不愆，布阵有方，此又不可更仆数也。

治病法论

zhì bìng fǎ lùn

清·吴瑭

qīng wú táng

原文

治外感如将①（兵贵神速，机圆法活，去邪务尽，善后务细，盖早平一日，则人少受一日之害）；治内伤如相②（坐镇从容，神机默运，无功可言，无德可见，而人登寿域）。治上焦如羽（非轻不举）；治中焦如衡③（非平不安）；治下焦如权④（非重不沉）。

词语解释

① 将（jiàng）：将领，指将军用兵。

② 相（xiàng）：宰相。

③ 衡（héng）：秤杆。

④ 权（quán）：秤锤。

释义

治疗外感病如同将军用兵，贵在神速，战术灵活机动，集中优势兵力消灭敌人，祛邪要干净，不留后患，善后调理要考虑周详，使疾病早一日治愈，人就少受一日伤害。治疗内伤病如同宰相处理政务，稳坐官中，从容不迫，态度镇静地策划运筹，虽然当时看不到明显的功德，但能使人身体健康长寿。治疗上焦病，用药当如羽毛般轻扬，只有轻浮上升的药物才能祛除上焦病邪；治疗中焦病，用药当如秤杆般保持平衡，只有平衡才能使中焦脾胃功能安康；治疗下焦病，用药当如秤砣般沉重，只有性质沉重的药物才能直达下焦病所。

课外练习

熟读全文。

hàn lùn
汗论

清·吴瑭
qīng · wú táng

 原文

汗也者，合阳气阴精蒸化而出者
hàn yě zhě　hé yáng qì yīn jīng zhēng huà ér chū zhě

也。《内经》云：人之汗，以天地之雨
yě　nèi jīng yún　rén zhī hàn　yǐ tiān dì zhī yǔ

名之。盖汗之为物，以阳气为运用，以
míng zhī　gài hàn zhī wéi wù　yǐ yáng qì wéi yùn yòng　yǐ

阴精为材料。阴精有余，阳气不足，则
yīn jīng wéi cái liào　yīn jīng yǒu yú　yáng qì bù zú　zé

汗不能自出，不出则死①；阳气有余，
hàn bù néng zì chū　bù chū zé sǐ　yáng qì yǒu yú

阴精不足，多能自出，再发则痉②，痉
yīn jīng bù zú　duō néng zì chū　zài fā zé jìng　jìng

亦死；或熏灼而不出③，不出亦死也。
yì sǐ　huò xūn zhuó ér bù chū　bù chū yì sǐ yě

其有阴精有余，阳气不足，又为寒邪肃杀之气所抟，不能自出者，必用辛温味薄急走之药，以运用其阳气，仲景之治伤寒是也。《伤寒》一书，始终以救阳气为主。其有阳气有余，阴精不足，又为温热升发之气所铄④，而汗自出，或不出者，必用辛凉以止其自出之汗，用甘凉甘润培养其阴精为材料，以为正汗之地，本论之治温热是也。本论始终以救阴精为主，此伤寒所以不可不发汗，温热病断不可发汗之大较也⑤。唐宋以来，多昧于此⑥，是以人各著一伤寒书，而病温热者之祸亟矣⑦。呜呼！天道欤⑧？抑人事欤？

词语解释

① 死：病情危重。

② 痓（jìng）：病名，因筋脉失养而产生的以四肢抽搐、颈项强直、角弓反张为表现的病证。

③ 熏（xūn）灼：火熏发汗的治法。

④ 铄（shuò）：耗损。

⑤ 大较：大旨。

⑥ 昧（mèi）：不明白。

⑦ 亟（jí）：急迫的意思。

⑧ 欤（yú）：表示疑问语气。

释义

汗，是阳气蒸化阴精而排出体外的。《内经》说：人体的汗，就好像自然界的雨。因为汗是以阴精为材料，通过阳气的鼓舞才能排出。如果阴精有余而阳气不足，不能蒸化津液，则汗液不能排出。若阳气极虚，不能蒸汗，则病情较重。如果阳气有余，而阴精不足，阳气迫津外泄，多能出汗，此时若再用发汗的方法，就会造成体内阴液更伤，甚至使筋脉失去滋养而出现以四肢抽搐等为表现的痉证。痉证也是非常危险的病证。如果用火熏的办法来强发其汗，但仍然无汗的，表明体内阴液已十分亏虚，这也是一种危险的病证。有的人阴精有余，阳气不足，又感受了具有肃杀收引性质的寒邪，不能出汗，这时治疗必须用辛温味薄、具有走表发散之性的药物来鼓舞阳气，这是张仲景治疗伤寒的主要方法。《伤寒论》一书，始终以救阳气为主。有的人阳气有余，阴精不足，复又感受温热之邪，阴液被温热之邪耗灼，或汗自出，或汗不出者，必须用辛凉药物止其自出之汗，用甘凉甘润的药物来培养其阴精作为汗源，这是本书治温热病的主要方法。本书始终以救阴精为主。这就是伤寒必须用辛温发汗，而治温病必须禁用辛温发汗之大旨。唐宋以来，医者多不明白这个道理，虽然注解《伤寒论》的书很多，然而用治疗伤寒的方法来治温病，给温病患者造成极大的祸害。哎呀！这是天意的安排呢？还是人为所造成的呢？

课外练习

论述汗液是怎样生成的？

书方宜人共识说

清·顾文烜

原文

国家征赋，单日易知[1]；良将用兵，法云贵速。我侪之治病亦然[2]。尝见一医方开小草，市人不知为远志之苗，而用甘草之细小者。又有一医方开蜀漆，市人不知为常山之苗，而另加干漆者。凡此之类，如写玉竹为萎蕤，乳香为薰陆，天麻为独摇草，人乳为蟠桃酒，鸽粪为左蟠龙，灶心土为伏龙肝者，不胜枚举。但方书原有古名③，而取用宜乎通俗。若图立异矜奇④，致人眼生不解，危急之际，保无误事？

又有医人工于草书者⑤；医案人或不识，所系尚无轻重⑥；至于药名，则药铺中人岂能尽识草书乎？孟浪者约略撮之而贻误⑦，小心者往返询问而羁延⑧。

可否相约同人⑨，凡书方案，字期清爽，药期共晓⑩？

⊙词⊙语⊙解⊙释

① 易知：指古代交纳田赋的通知书。

② 侪（chái）：辈。然：这样。

③ 但：尽管。

④ 立异：标异于众。矜（jīn）奇：炫耀。

⑤ 工：善于。

⑥ 轻重：紧要。

⑦ 孟浪者：指鲁莽的人。约略：大约。

⑧ 羁（jī）延：拖延。

⑨ 同人：同行。

⑩ 期：必定。

释义

国家征收田赋，税单叫易知由单；良将指挥军队，兵法上说贵以神速。我们医生治疗疾病也是这样。曾经看到一张医方上开着小草，药铺中的人不知道就是远志的苗，因而用了细小的甘草。又有一张医方上开着蜀漆，药铺中的人不知道就是常山的苗，因而在药里加上干漆。凡是这类情况，如玉竹写成葳蕤，乳香写成薰陆，天麻写成独摇草，人乳写成蟠桃酒，鸽粪写成左蟠龙，灶心土写成伏龙肝等，不能一一列举。

尽管方书上原来有古名，但取用时应该通俗。如果贪图标新立异，夸耀争奇，使人陌生不解，危急的时候，能担保不误事吗？

又有擅长写草字的医生，他写的医案人们有时不认识，此涉及的问题还不紧要；至于药名，药铺中的人难道都能认识草字吗？鲁莽的人约摸抓药就造成祸患，小心谨慎的人来回询问就延误时机。

能否相互约定同行人，凡书写药方医案，字迹务必清楚，药名务必共识？

课外练习

1. 译句

① 国家征赋，单曰易知；良将用兵，法云贵速。

② 可否相约同人，凡书方案，字期清爽，药期共晓？

2. 熟读原文。

shēng jiàng sǎn
升 降 散

qīng yáng lì shān
清·杨栗山

(原)(文)

àn chǔ fāng bì yǒu jūn chén zuǒ shǐ ér
按处方必有君、臣、佐、使，而

yòu jiān yǐn dǎo cǐ liáng gōng zhī dà fǎ yě shì fāng yǐ
又兼引导，此良工之大法也。是方以

jiāng cán wéi jūn chán tuì wéi chén jiāng huáng wéi zuǒ dà
僵蚕为君，蝉蜕为臣，姜黄为佐，大

huáng wéi shǐ mǐ jiǔ wéi yǐn fēng mì wéi dǎo liù fǎ
黄为使，米酒为引，蜂蜜为导，六法

jù bèi ér fāng nǎi chéng qiè cháng kǎo zhū běn cǎo ér
俱备，而方乃成。窃尝考诸本草，而

zhī jiāng cán wèi xīn kǔ qì báo xǐ zào wù shī dé tiān dì
知僵蚕味辛苦气薄，喜燥恶湿，得天地

qīng huà zhī qì qīng fú ér shēng yáng zhōng zhī yáng gù néng
清化之气，轻浮而升阳中之阳，故能

胜风除湿，清热解郁，从治膀胱相火，引清气上朝于口，散逆浊结滞之痰也。其性属火，兼土与木，老得金水之化，僵而不腐，温病火炎土燥，焚木烁金，得秋分之金气而自衰，故能辟一切怫郁之邪气。夫蚕必三眠三起，眠者病也，合簿皆病①，而皆不食也。起者愈也，合簿皆愈，而皆能食也。用此而治合家之温病，所谓因其气相感，而以意使之者也，故为君。夫蝉气寒无毒，味咸且甘，为清虚之品，出粪土之中，处极高之上，自感风露而已。吸风得清阳之真气，所以能祛风而胜湿。饮露得太阴之精华，所以能涤热而解毒也。蜕者，退也，盖欲使人退去其病，亦如蝉之蜕，然无恙也。亦所谓因其气相感，而以意使之者也，故为臣。姜黄气味辛苦，大寒无毒，蛮人生啖，喜其祛邪伐恶，行气散郁，能入心脾二经，建功辟疫，故为佐。大黄味苦，大寒无毒，上下通行。盖亢甚之阳，非此莫抑，苦能泻火，苦能补虚，一举而两得之。人但知建良将之大勋，而不知有良相之硕德也，故为使。米酒性大热，味辛苦而甘。令饮冷酒，欲其行迟，传化以渐，上行头面，下达足膝，外周毛孔，内通脏腑经络，驱逐邪气，无处不到。如物在高巅，必奋飞冲举以取之。物在远方及深奥之处，更必迅奔探索以取之。且喜其和血养气，伐邪辟恶，仍是华佗旧法②，亦屠苏之义也③，故为引。蜂蜜甘平无毒，其性大凉，主治丹毒斑疹，腹内留热，呕吐便秘，欲其清热润燥，而自散温毒也，故为导。盖蚕食而不饮，有大便无小便，以清化而升阳。蝉饮而不食，有小便无大便，以清虚而散火。君明臣良，治化出焉。姜黄辟邪而靖疫。大黄定乱以致治，佐使同心，功绩建焉。酒引之使上行，蜜润之使下导，引导协力，远近通焉。补泻兼行，无偏胜之弊，寒热并用，得时中之宜。所谓天有覆物之功，人有代覆之能，其洵然哉。是方不知始自何氏，《二分晰义》改分两变服法④，名为赔赈散，用治温病，服者皆愈，以为当随赈济而赔之也。予更其名曰"升降散"。

盖取僵蚕、蝉蜕，升阳中之清阳；姜黄、大黄，降阴中之浊阴，一升一降，内外通和，而杂气之流毒顿消矣。

又名"太极丸"，以太极本无极，用治杂气无声无臭之病也。乙亥、丙子、丁丑，吾邑连歉，温气盛行，死者枕藉⑤。予用此散，救大证、怪证、坏证、危证，得愈者十数人，余无算。更将次方传施亲友，贴示集市，全活甚

<ruby>众<rt>zhòng</rt></ruby>，<ruby>可<rt>kě</rt></ruby> <ruby>与<rt>yǔ</rt></ruby> <ruby>河<rt>hé</rt></ruby> <ruby>间<rt>jiān</rt></ruby> <ruby>双<rt>shuāng</rt></ruby> <ruby>解<rt>jiě</rt></ruby> <ruby>散<rt>sǎn</rt></ruby> <ruby>并<rt>bìng</rt></ruby> <ruby>驾<rt>jià</rt></ruby> <ruby>齐<rt>qí</rt></ruby> <ruby>驱<rt>qū</rt></ruby> <ruby>耳<rt>ěr</rt></ruby>。<ruby>名<rt>míng</rt></ruby>

<ruby>曰<rt>yuē</rt></ruby> <ruby>升降<rt>shēngjiàng</rt></ruby>，<ruby>亦<rt>yì</rt></ruby> <ruby>双<rt>shuāng</rt></ruby> <ruby>解<rt>jiě</rt></ruby> <ruby>之<rt>zhī</rt></ruby> <ruby>别<rt>bié</rt></ruby> <ruby>名<rt>míng</rt></ruby> <ruby>也<rt>yě</rt></ruby>。

词语解释

① 合簿：满簿。簿，养蚕用的竹筛或竹席。

② 华佗：东汉末年著名的医学家。通晓内、外、妇、儿、针灸诸科，尤长于外科。

③ 屠苏：酒名。

④《二分晰义》：书名，清代陈良佐著。

⑤ 枕藉：纵横相枕而卧。

课外练习

1. 升降散的组成是什么？

2. 僵蚕、蝉蜕的功效有哪些？

3. 米酒、蜂蜜在升降散中的作用是什么？

4. 熟读原文。